Margot Ritzer

Trotz Stress-Fressen und Hungerattacken...

... mit Leichtigkeit durch
„Dick & Dünn".

Amüsant geschrieben, wissenschaftlich fundiert.
So meiden Sie den Jojo-Effekt.

Bildnachweis

Pickelstock/stock.adobe.com
Quade/stock.adobe.com
ffphoto/stock.adobe.com
Gorodenkoff/stock.adobe.com
AleksandrRybalko/stock.adobe.com
Marcos/stock.adobe.com
Prostock-studio/stock.adobe.com
ra2studio/stock.adobe.com
DrobotDean/stock.adobe.com
nerudol/stock.adobe.com
Rido/stock.adobe.com
WilleeCole/stock.adobe.com
Krakenimages.com/stock.adobe.com

© 2021 Margot Ritzer
Emmelshausen

Rechtlicher Hinweis

Alle Ratschläge, Hinweise und Informationen wurden von mir sorgfältig
erarbeitet und geprüft. Eine Garantie kann ich natürlich nicht übernehmen.
Eine Haftung für Personen-, Sach- und Vermögensschäden ist daher ausge-
schlossen.

Herstellung und Verlag: BoD - Books on Demand, Norderstedt

ISBN 9783751952279

Vorwort

Das Jahr 2021 beginnt für die meisten von uns mit sorgenvollen Blicken! Aber eines ist sicher – für die Menschheit, für unsere Kultur, für unser persönliches Leben wird dieser Virus nicht das Ende bedeuten. Eine spürbare „Delle" für die meisten, aber mit dem besonderen Anspruch, aus diesem Tief neu und gestärkt heraus zu starten.

Nach dem Lockdown ohne Frisör, ohne Kosmetik und meist in Jogginghose und Schlabberklamotten, mit „Coronafigur", wieder „hinaus in die Welt"! Sich endlich wieder eine tolle Frisur machen, die schicken Klamotten „ausführen", in denen wir uns so mögen, die uns so viel Selbstbewusstsein geben!

Und dazu sollten wir unseren Körper aus der grauen Wintermood zurückbringen. Und jeder, der es einmal ausprobiert hat, weiß, wie wichtig dabei die richtige Ernährung ist. In diesen Tagen, die einem doch mehr Zeit geben für viele Dinge, ist mir mein Buch „Dem Jojo-Effekt ein Schnippchen schlagen" wieder mal in die Hände gefallen. Es hat mir immer sehr viel bedeutet, war super erfolgreich und hat nicht nur mir, sondern auch vielen Gleichgesinnten geholfen.

Und da habe ich mich tatsächlich zu einer Art „Emotional Remake" entschlossen. Und da ist es nun: für neue Power mit vielen „alten" Geschichten.

Inhalt

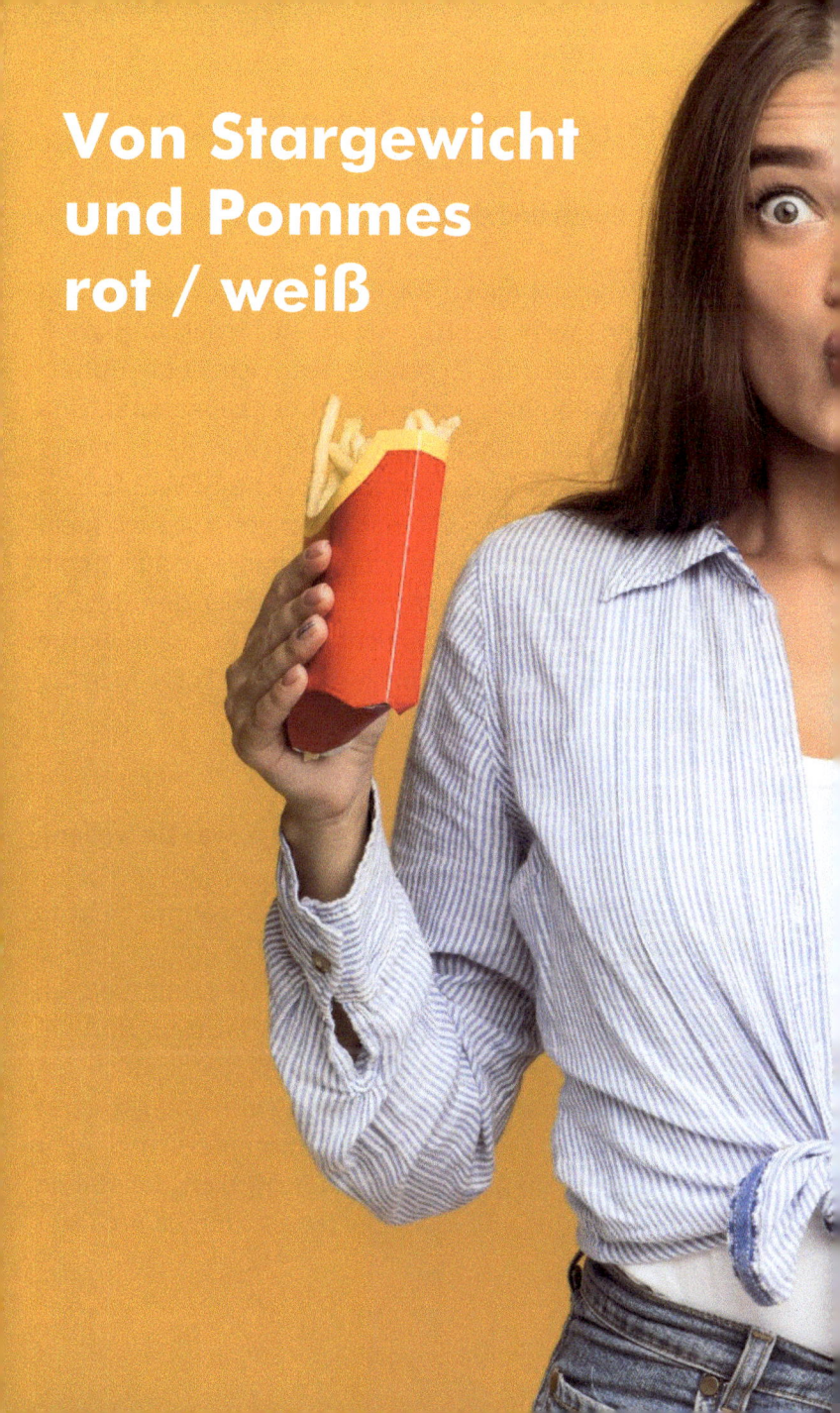

Von Stargewicht und Pommes rot / weiß

Von Stargewicht und Pommes rot/weiß

Genießer durch und durch!

Ich selbst bin Jahrgang `54 und Genießerin durch und durch. Und auch wenn's um meine Ernährung geht, lasse ich gerne mal 7 gerade sein. Ich liebe Buttercremetorte, Pommes und Hausmacher Leberwurst. Und ich möchte mir nicht vorstellen, für den Rest meines Lebens auf solche Leckereien zu verzichten! Würde eine Ernährungsumstellung von mir verlangen, dass ich mein Gewicht nur dann halten kann, wenn ich auf „mein Schnäpschen in Ehren", das kühle Pils oder den „McDonalds"-Besuch komplett verzichten müsste, dann würde ich – und da besteht für mich gar keine Frage – lieber auf mein Gewicht verzichten.

Von den Gesegneten, die essen können, was sie wollen!

Sie werden es schon gemerkt haben: Ich gehöre nicht zu den Gesegneten, die essen können, was und so viel sie wollen, ohne zuzunehmen. Ich muss vielmehr, seit ich mich erinnern kann, auf mein Gewicht achten. Und habe schon die eine oder andere Diät hinter mich gebracht. Gottseidank bewege ich mich viel und gerne, so dass mein Gewicht bisher nie „ausgeufert" ist. Aber auch ich habe die Erfahrung gemacht, dass das Halten meines Gewichts mit den Jahren ein immer größerer

Unsicherheitsfaktor wurde. Eine Tatsache, die ich wohl mit vielen LeidensgenossInnen teile. Wie oft wurde ich nach Vorträgen von Frauen angesprochen, die trotz Diät und fast unbeugbarem Willen, „kein Pfund" runterbekamen.

Weg mit den „Stargewicht"-Klamotten?

Ja, die meisten von Ihnen kennen das. Auch die brutalste Diät bringt dann nur ein paar Gramm oder gar nichts mehr in Bewegung. Der befragte Gynäkologe macht dann oft die Verzweiflung perfekt: „Das liegt am veränderten Hormonhaushalt. Der Stoffwechsel arbeitet nicht mehr so!"
Ein Statement, das dann eigentlich nur *eine* Schlussfolgerung erlaubt: Die geliebten „Stargewicht"-Klamotten zur Altkleidersammlung und auf den „ich brauch Größe 44-Frust" umsteigen und in die „Altweiberecke" einkaufen gehen, statt in die „Junge Mode"! Nützt ja nichts!

Sowohl in meinem beruflichen also auch meinem privaten Umfeld wurde ich immer wieder nach meiner Meinung, nach möglichen Lösungsansätzen gefragt. Und weil ich mich seit vielen Jahren mit Themen wie Ernährung, Mikronährstoffen und Nahrungsergänzungsmitteln beschäftige, begann ich mich besonders intensiv mit all den Fragen rund um die Themen „Stoffwechsel, Gewicht uvm." zu beschäftigen! Um zum einen selbst

Antworten auf die vielen Fragen zu finden, zum anderen die Antworten so aufzubereiten, dass sie auch für all jene Zeitgenossen verständlich sind, die sich mit denselben oder ähnlichen Themen „herumschlagen"!

Also begann ich, mich in meinem Institut — zusammen mit Medizinern und Ernährungsberatern — mit den Themen „Diäten" und „gesundes Körpergewicht" zu beschäftigen. Es ging uns nicht darum, aus Abnehmwilligen Heilige zu machen und es konnte schon gar nicht darum gehen, die Maße für Germany's Next Topmodel zu erreichen.

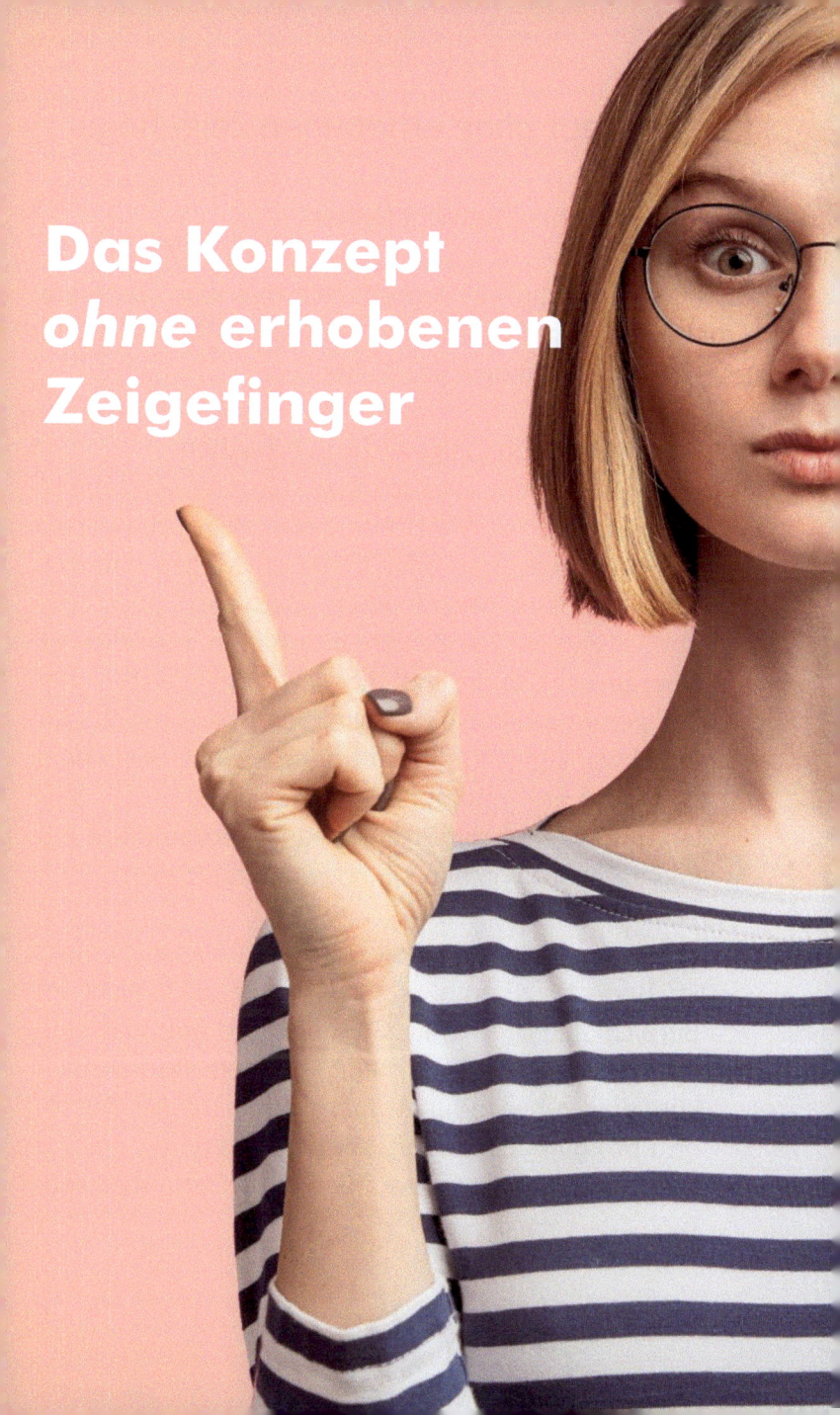

Das Konzept
ohne **erhobenen**
Zeigefinger

Das Konzept *ohne* erhobenen Zeigefinger

Gewicht erreichen, Gewicht halten

Es war uns wichtig, ein Konzept zu entwickeln, das **ohne erhobenen Zeigefinger** jeder und jedem Abnehmwilligen drei Dinge ermöglichen sollte:

- **Das eigene Wohlfühlgewicht zu erreichen**
  Wohlfühlgewicht, was soll man darunter verstehen? Natürlich gibt es Statistiken und Zahlen, die genau festlegen, was Frau oder Mann zu wiegen hat. Wir werden uns in diesem Buch auch noch über Sinn und Unsinn solcher Zahlen unterhalten. Natürlich ist Übergewicht ungesund. Aber für die meisten von uns gibt es einen Gewichtsbereich (meist mit 2-3 Kilo Schwankungsbreite), mit dem wir uns besonders wohl und fit – und auch durchaus ansehnlich - fühlen. Im Zeitalter der Stretch-Jeans werden diese 2-3 Kilo durchaus von den Klamotten mitgetragen!

  Erfahrungsgemäß liegt dieses Wohlfühlgewicht nicht im Bereich „Übergewicht", oft aber auch nicht im Bereich „Idealgewicht". Gerade wenn man das eine oder andere Jährchen mehr „auf dem Buckel hat", können ein paar Pfunde mehr durchaus das Aussehen positiv beeinflussen. Wichtig ist immer, woraus sich unser Gewicht zusammensetzt. Dazu aber später.

- **Dieses Gewicht möglichst lange zu erhalten**
  Wer glaubt, er könne ein Gewicht, das er mit einer
  Diät erreicht für ewig halten, ist natürlich auf dem
  Holzweg! In 99% aller Fälle dürfte das wohl eine falsche Hoffnung sein. Ziel muss es vielmehr sein, das
  erreichte Gewicht möglichst lange zu halten.
  Das schafft man zum einen mit dem richtigen Gewicht (auch dazu später mehr) und zum anderen mit
  einer passenden und individuellen Ernährungsstra-
  tegie nach der Diätphase. Das geht aber nur, wenn
  man sich nicht stur nach vorgegebenen Rezepten
  ernährt, sondern ein bisschen mehr über die Lebensmittel weiß, die man so zu sich nimmt. Ganz unter dem Motto: „Wer die Gefahren kennt, kann sie
  umgehen (wenn er denn möchte...).
  Und Sie werden sehen: Dazu ist kein Studium nötig
  und man muss auch beim Einkaufen nicht ständig irgendwelche Ratgeber oder Rechentabellen zur Hand
  haben. Grundsätzlich werden Sie hier nicht zählen
  und rechnen müssen. Denn so verkrampft man nur
  und der Spaß beim Essen geht schnell flöten.

- **Dieses Gewicht einfach und vernünftig wieder zu
  erreichen.** Denn wer möchte von sich behaupten,
  dass nicht irgendwann in naher oder ferner Zukunft
  der innere Schweinehund mal wieder die Oberhand
  gewinnt, Feierlichkeiten und oder Urlaubsreisen einen überrollen oder einfach Stress und Ärger, der
  richtigen Ernährung wieder mal übel mitspielen.

Auch dann wird irgendwann der Tag kommen, an dem man Röllchen zählend vor dem Spiegel steht und der eigenen Figur die Freundschaft kündigt. Doch wer mit unserem Konzept arbeitet, sollte dann nicht mehr hilfesuchend und verzweifelt Zeitschriften und Bücher wälzen und irgendwelche Experten befragen. Ein einfaches Rückbesinnen auf erfolgreiche Abnehmtage wird dann wohl genügen!

Nichts geht von selbst!

Abnehmen geht nicht von selbst! Auch nicht mit irgendwelchen Pillen, Pulvern oder Mixturen. Abnehmen kann nur, wer wirklich will. Und wer eine Diät beginnt, ohne von deren Sinn fest überzeugt zu sein, der ist eigentlich schon gescheitert. Also lassen Sie sich nicht auf Halbheiten ein. Erst wenn der Tag gekommen ist, an dem Sie wirklich bereit sind, etwas zu tun, sollten Sie loslegen! Vielleicht genügt bei Ihnen schon ein Pfund oder ein Kilo zu viel und Sie werden schon aktiv. Das ist aber eher die Ausnahme!

Meist braucht es schon ein bisschen mehr: Erst wenn Sie eines Morgens (oder natürlich auch abends) vor dem Spiegel stehen, vielleicht am Rücken die Röllchen unter dem BH hervordrücken, die „Wampe" in der Hose nicht mehr zu übersehen ist oder die Hose so eng sitzt, dass man als Oberteil nur noch ein wallendes Etwas und ja nichts Enges mehr anziehen kann. Und wenn Sie dann die Nase von Ihrer Figur wirklich voll haben – dann ist der Punkt erreicht, an dem Sie wirklich beginnen sollten und können.

Denn egal wie gut eine Diät und ihre Umsetzbarkeit sind, **Sie** müssen sie umsetzen. Übertrieben gesagt: Selbst wenn es eine Pommes Frites Diät gäbe und Sie ein eingefleischter Pommes-Fan wären. Spätestens nach 2 Tagen „Nur-Pommes" ist Schluss mit Genuss. Selbst da wäre dann fester Wille gefragt.

Aber nun mal im Ernst. Jede Diät erfordert gewisse Einschränkungen, die Sie bereit sein müssen, einzuhalten. Wünschenswert ist natürlich, dass die Tage der Enthaltsamkeit Ihnen den Weg ebnen für Tage, an denen Sie auch wieder mal ordentlich über die Stränge schlagen können.

Nur wer die Gefahren kennt, kann sie umgehen

Mit unserem Diät-Konzept, das eine Mischung aus „Glyx", „Abnehmen im Schlaf" und vielen anderen Strategien ist, haben wir ein Rundum-Programm zur eigenständigen Umsetzung entwickelt, das auch viele mentale Hilfen aufzeigt – ohne den viel zitierten erhobenen Zeigefinger.

Sie wissen ja, ich bin Genießer und stehe mitten im Leben. Urlaub, der nur darauf abzielt abzunehmen, geht gar nicht. Und ich hasse es, mich bei jeder Einladung sagen zu hören: „Ich bin auf Diät – ein stilles Wasser und einen Salat bitte."

Die drei wichtigsten Säulen unserer Ernährungsumstellung.

1. Das Konzept muss während der „heißen Diätphase" individuelle Lösungsmöglichkeiten anbieten. Dazu gehört das Anpassen der Ernährung an den persönlichen Alltag. Wie soll ich „fasten", wenn ich für die Familie kochen muss? Wir haben nur abends Zeit, gemeinsam zu essen? Was mache ich, wenn ich berufstätig bin? Wie reagiere ich, wenn ich im Restaurant essen gehe?

2. Es muss gewährleisten, dass man nach der „heißen Diätphase" das erreichte Gewicht möglichst lange halten kann und eine gesundheits- und gewichtsbewusste Ernährung beizubehalten und trotzdem Ernährungssünden durchaus mal zuzulassen

3. Es soll die Gesundheit nicht belasten, sondern im Gegenteil gesundheitliche Vorteile garantieren.

Seit fast zwei Jahrzehnten arbeiten wir höchst erfolgreich mit diesem Ernährungs-Konzept, das tausenden von Abnehmwilligen bereits dabei behilflich war, ein gesundes und vernünftiges Gewicht zu erreichen und dauerhaft zu halten.

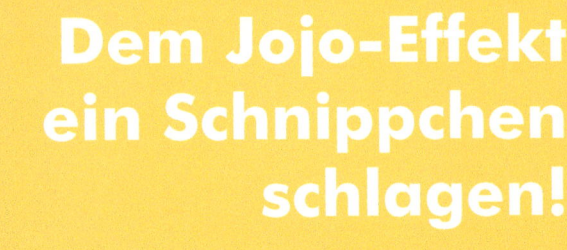

Dem Jojo-Effekt
ein Schnippchen
schlagen!

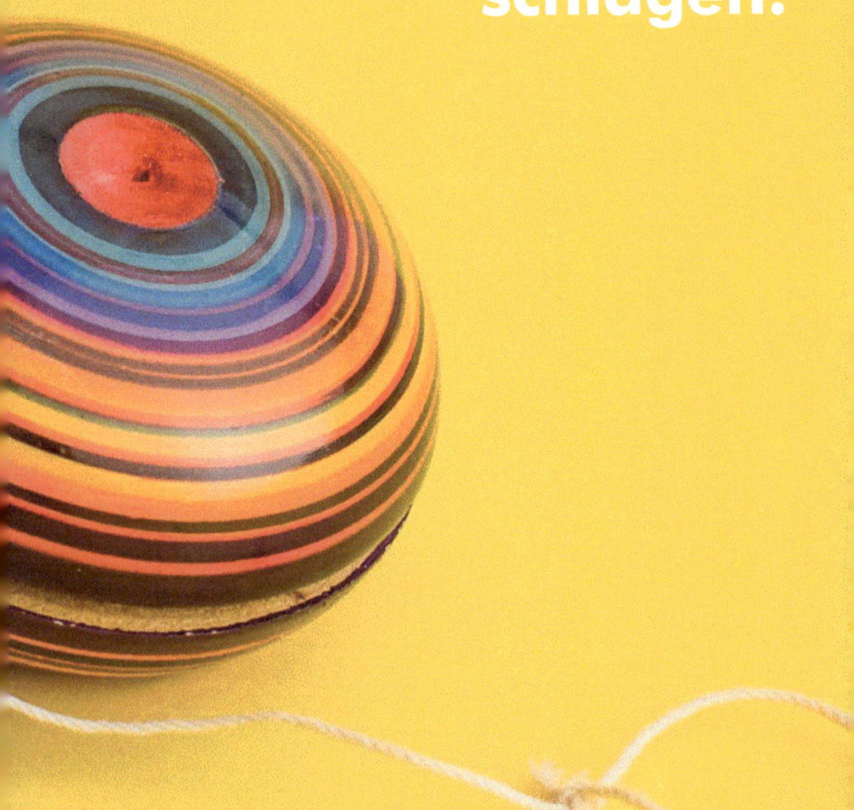

Dem Jojo-Effekt ein Schnippchen schlagen! Mit Ihrem individuellen Stoffwechsel-Konzept.

„Ohne Jojo-Effekt" — ein Versprechen, das man immer wieder von findigen Geschäftsleuten als Verkaufsargument für Diäten oder Diätprodukte verschiedenster Art finden kann.
Dem Jojo-Effekt ein Schnippchen zu schlagen, das soll also Ziel unserer Bemühungen sein. Der Jojo-Effekt, was ist das eigentlich und wie kommt er zustande. Erst wer das verstanden hat, kann eine Diät vernünftig einsetzen und das eigene Gewicht richtig bewerten.

Und jetzt wird's spannend: Denn was sich unser Körper in Sachen Lagerhaltung und Nährstoffverarbeitung vom Steinzeitmenschen bis heute an Überraschungen erhalten hat, gehört eigentlich ins Guiness Buch der Rekorde. So — und los geht's!

BMI – das Maß aller Dinge?

Wer heute sein Gewicht richtig einschätzen möchte, arbeitet üblicher Weise mit dem BMI (Body-Mass-Index). Doch was sagt uns dieser Wert, der aus Einfachheitsgründen ursprünglich mal von Versicherungen eingeführt wurde, um die Gesundheitsrisiken bei Versicherungsanwärtern zu klassifizieren.

Der BMI vergleicht das Verhältnis zwischen Gewicht und Größe mit folgender Formel:

$$\frac{\text{Gewicht}}{\text{Größe}^2}$$

Im Allgemeinen sieht Klassifikation des BMI bei Erwachsenen wie folgt aus:

Untergewicht	$\leq 18{,}5$
Normalgewicht	$18{,}5 - 25$
Übergewicht	≥ 25

Das altersabhängige Normalgewicht ist nach BMI so definiert

Alter	BMI
19-24	19-24
25-34	20-25
35-44	21-26
45-54	22-27
55-64	23-28
≤ 64	24-29

Was der BMI überhaupt nicht berücksichtigt, ist die Zusammensetzung, aus der unser Körper besteht! Aus Wasser, Fett oder Muskelmasse...?

Der wichtigste Faktor wird vernachlässigt: Der Körperfett-Anteil

Fälschlicherweise nämlich wird bei der Bewertung nach BMI nicht die Menge Fett berücksichtigt, die unser Körper enthält!
Also suchen wir mal nach einem Beispiel, das sehr anschaulich aufzeigt, wie problematisch eine Gewichtsbewertung nach BMI ist.

- Zum einen haben wir da einen Herren, Mitte 30, Schreibtischtäter, kein Sport (außer regelmäßig Sky, DAZN, Sportschau etc.), dafür aber mittags Kantinenessen, manchmal geht's gerne mittags auch zur Pommesbude mit Curry rot/weiß oder zum berühmten Burgeressen mit dem großen "M" auf ein kleines Super-Maxi-Menü, abends dann ein paar Bierchen zu den Leberwurst-Stullen... Dieser stramme Herr bringt bei seiner stattlichen Größe von 1,88 m mittlerweile ein ebenso stattliches Gewicht von 105 kg auf die Waage! Sein BMI liegt demnach bei schwindelerregenden 30. Seine Gesundheit ist in seinen jungen Jahren bereits schwer gefährdet.

- Und dann wäre da Arnold Schwarzenegger – vor vielen Jahren in bester Wettkampfform. Er hatte damals die gleichen Werte wie unser Herr aus Beispiel 1 – also auch einen BMI von 30.

Und wen wundert's nun, wenn wir uns die Frage erlauben, ob bei der Messung nach dem BMI etwas nicht stimmt?

Zugegeben, das Beispiel ist extrem. Aber an Extremen lassen sich manche Dinge nun mal am einfachsten erklären. Was nämlich bei der Bewertung nach dem BMI nicht beachtet wird, ist die Frage, wie der Körper sich zusammensetzt:
- Aus einer großen Menge an Muskeln, die bei jedem Atemzug Kalorien verbrennen, oder
- hauptsächlich aus Fettmasse, die nie Kalorien verbrennt.

Und da haben wir auch schon den entscheidenden Unterschied in Sachen Jojo-Effekt:
- Muskeln verbrauchen bei jedem Atemzug Kalorien (1 Kilo mehr an Muskeln verbraucht pro Tag ca. 100 kcal), während
- Fettzellen Speicherzellen sind, die nicht arbeiten und deshalb nie und unter keinen Umständen Kalorien verbrauchen.

Die logische Folge:

- Je höher unser Körperfettanteil, desto weniger Kalorien verbrauchen wir.
- Je niedriger der Körperfettanteil (höherer Muskelanteil), desto mehr Kalorien werden verbraucht. Und dies ist unabhängig von dem, was wir täglich tun.

Merke also: Je niedriger der Körperfettanteil, desto höher der tägliche Kalorien-Grundbedarf. Und zwar bei gleichem Gewicht!

Dazu ein Beispiel aus der Praxis:
Eine junge sportliche Frau (28 Jahre/1,78 m) begann eine komplette Fitness- und Wellness-Kur in einem uns angeschlossenen Institut.

Die Werte am 10. März:

- **Gewicht:** 68 kg
- **BMI:** 21,5 %
- *Körperfettanteil: 27 %*
- *Durchschn. tägl. Kalorien-Grundbedarf: 1.084 kcal*

Nach sechs Wochen Training, Körperbehandlungen, Ernährungsumstellung und unterstützender Einnahme von Nahrungsergänzung, hatte sich am Gewicht nichts geändert. Das war auch nicht Ziel der Kur, denn mit einem BMI von 21,5 liegt die junge Dame in einem hervorragenden Bereich. Was sich geändert hatte, war der Körperfettanteil.

Die Werte am 18. April:

- **Gewicht:** 68 kg
- **BMI:** 21,5%
- *Körperfettanteil:* 18%
- *Durchschn. tägl. Kalorien-Grundbedarf:* 1.530 kcal

Tipp: *Ihren Grundumsatz bzw. Kalorien-Grundbedarf können Sie heute ganz einfach online ermitteln.*

Die Schlussfolgerung liegt auf der Hand:

Bei gleichem Gewicht, aber durch gesunkenen Körperfettanteil hat sich der Kalorienbedarf um fast die Hälfte erhöht.

Das erklärt natürlich im Umkehrschluss, warum Personen mit sehr hohem Körperfettanteil einen besonders niedrigen Grundumsatz (Kalorien-Grundbedarf) haben. Die Aussage "Ich gehe ja nur an einem Butterbrot vorbei und schon habe ich zugenommen" ist also weniger übertrieben, als man zuerst einmal denken würde.

Entscheidend für den dauerhaft oder zumindest längerfristigen Erhalt einer guten Figur ist der Körperfettanteil, der im niedrigen Bereich angesiedelt ist.

Je höher der Körperfettanteil, desto gefährlicher die Falle des Jojo-Effektes! Denn nach jeder Diät sinkt der tägliche Kalorien-Bedarf weiter ab! Und zwar egal, wie schwer oder leicht man ist!

Fakten zum Körperfettanteil

Gesundheitsexperten empfehlen, dass der Körperfett-anteil bei Männern nicht mehr als 23 % und bei Frauen nicht mehr als 27 % betragen sollte. Allerdings verändern sich natürlich unsere Voraussetzungen mit dem Älterwerden.

Die Empfehlung lautet:

Alter	Frauen			Männer		
	Gut	Mittel	Schlecht	Gut	Mittel	Schlecht
≤ 20	17-22%	22-27%	≥ 27%	12-17%	17-22%	≥22%
20-30	18-23%	23-28%	≥ 28%	13-18%	18-23%	≥23%
30-40	19-24%	24-29%	≥ 29%	14-19%	19-24%	≥24%
40-50	20-25%	25-30%	≥ 30 %	15-20%	20-25%	≥25%
≥50	21-26%	26-31%	≥ 31%	16-21%	21-26%	≥26%

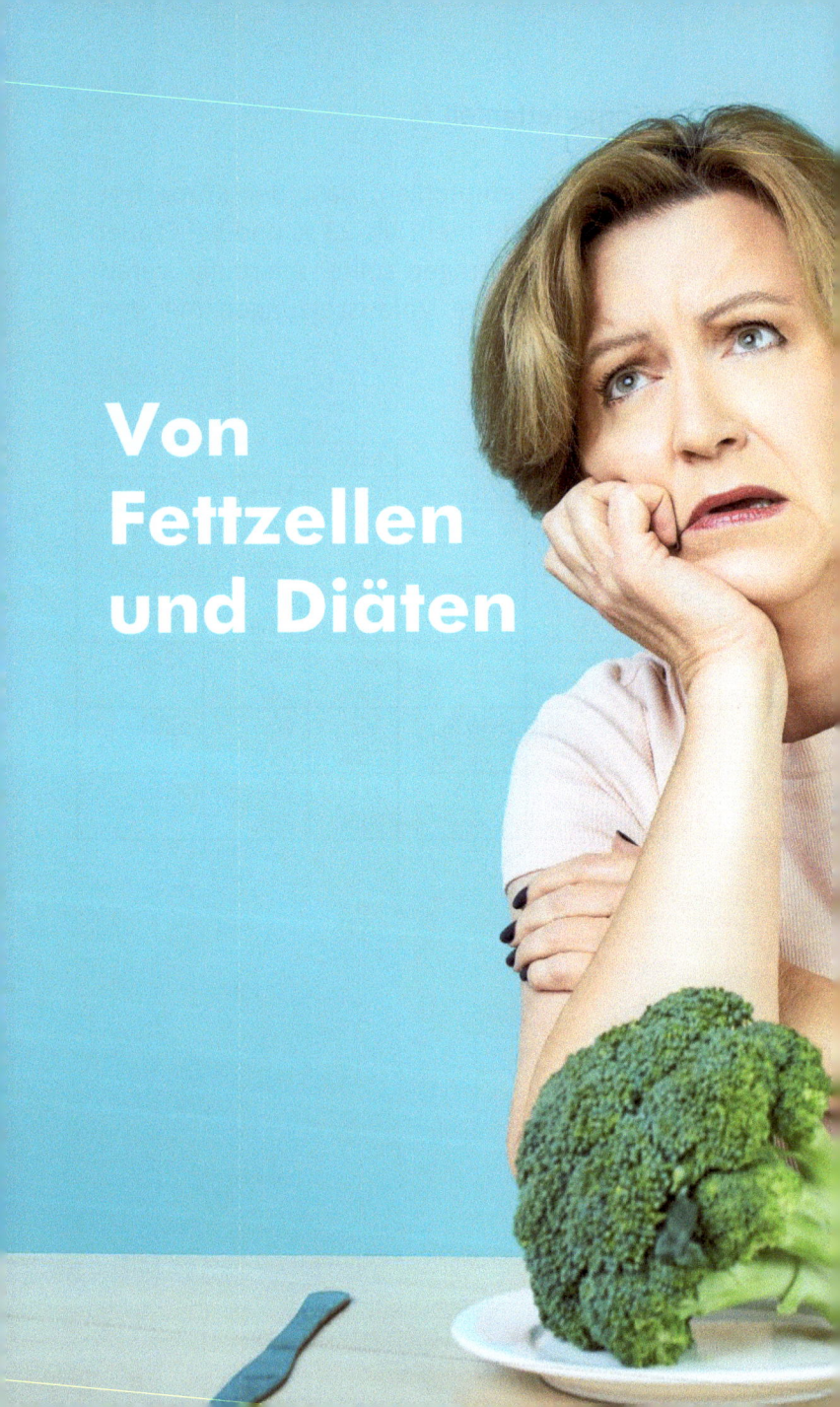

Von Fettzellen und Diäten

Von Fettzellen und Diäten

Fettzellen weghungern – das geht leider nicht!

Häufig hört man, dass irgendjemand Fettzellen wegge-hungert hat. Das geht leider nicht! Die Anzahl der Fett-zellen in unserem Körper ändert sich nach der Pubertät nur noch in sehr geringem Maße. Fettzellen entfernen kann man nur auf operativem Wege, bei der so genann-ten Fett-Absaugung. Einen solchen operativen Eingriff, sollte man aber wirklich nur dann in Betracht ziehen, wenn nichts Anderes mehr geht. Denn wer nicht auf seine Ernährung achtet, wird dann zwar nicht mehr an der Stelle zunehmen, an der die Fettzellen abgesaugt sind, aber dann eben an einer anderen Stelle. Also: Wer sich die Reiterhosen an den Beinen absaugen lässt, kann – wenn er sich ernährungsmäßig nicht umstellt – keine Reiterhosen mehr bekommen, aber z.B. einen dicken Hintern. Und das muss nicht unbedingt schöner sein...

Fettzellen füllen und leeren!

Weghungern von Fettzellen: Das geht also nicht. Fettzel-len können sich aber sehr wohl in ihrer Größe verän-dern: Ihr Ausmaß kann von der Größe eines Stecknadel-kopfes bis zur Größe eines Golfballs schwanken.
Den Unterschied im Aussehen der Betroffenen brauche ich wohl nicht genauer zu erläutern!

Fettzellen füllen ist schnell passiert, sie wieder zu leeren, wird oft zum Problem

Ja, Fettzellen füllen ist wirklich einfach. Hier ein Stückchen Schokolade, ein Croissant zum Mittagessen, das schöne kühle Bier am Abend - es gibt viele angenehme Möglichkeiten, zuzunehmen. Und wer möchte bei feierlichen Anlässen wie Geburtstagen, Feiertagen, Einladungen oder gar im Urlaub immer Kalorien zählen. Die Folgen kann man dann schnell an der Hüfte, am Bauch oder am Rücken erkennen. Das gute Essen hat seine Wirkung gezeigt. Unsere Fettzellen haben sich weiter gefüllt. Das funktioniert geradezu automatisch.

Ach wie schön wäre es doch, wenn sich Fettzellen auch ebenso einfach leeren ließen. Leider klappt das Leeren längst nicht so einfach wie das Auffüllen. Warum - das lässt sich ziemlich einfach erklären.

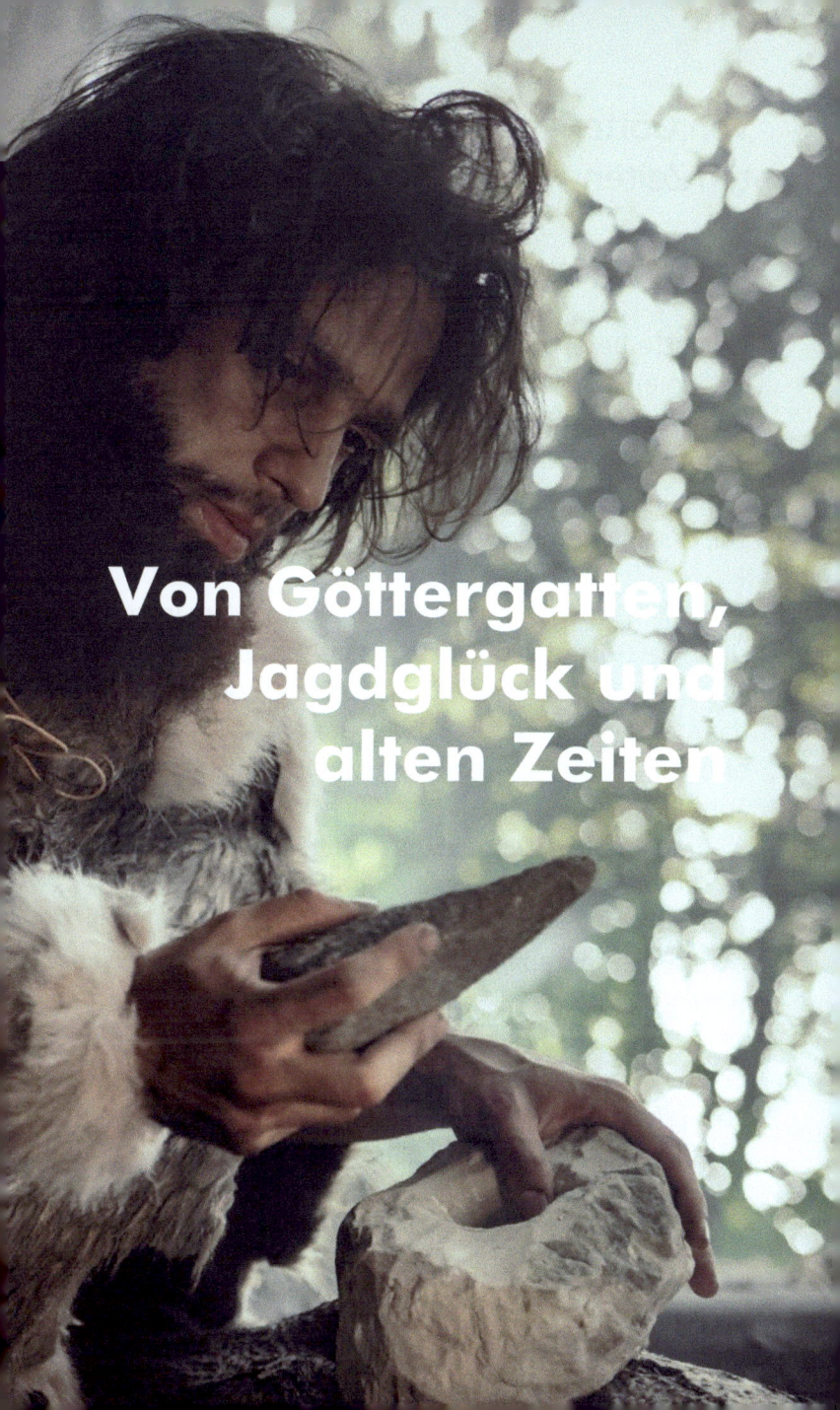

Von Göttergatten, Jagdglück und alten Zeiten

Von Göttergatten, Jagdglück und den alten Zeiten

Eingelagerte Fette - Vorräte für den Notfall

Ich hatte bereits darauf hingewiesen, dass unser Körper sich so einige „Unarten" aus uralten Zeiten bewahrt hat. Damals war das mit der Ernährung noch ein bisschen anders. Hatte der Göttergatte endlich mal ein fettes Schwein erlegt und mit nach Hause gebracht, wurde gefressen, was das Zeug hielt.

Fettzellen wurden gefüllt. Denn es war klar: Jetzt legten sich die Göttergatten erst mal erschöpft auf die faule Haut, um sich von den Strapazen zu erholen. Und als sie dann endlich wieder loszogen, um ein neues Schwein zu erlegen, waren sie tage- oder wochenlang unterwegs. Zum einen mussten da natürlich die Göttergatten von weniger nahrhaften Dingen leben, und trotzdem nicht zu schwach sein, um schlussendlich die Sau zur Strecke zu bringen. Zum anderen waren da die Daheimgebliebenen, die mit ebenso karger Nahrung überleben mussten...

Eine lustige Umschreibung dessen, was unser Körper von jeher gelernt hat. Wenn man mehr isst, als man gerade verbraucht, wird das in die Fettzellen eingelagert. Damit man immer noch Kräfte aktivieren kann, wenn sie dann dringend benötigt werden.

Bleiben wir also bei dem Beispiel. Die Mahlzeit mit der fetten Sau war nun schon 4 Wochen vorbei, die Kräfte aufgebraucht, alle warteten auf die nächste Völlerei. Das bedeutete für alle (Göttergatten und Daheimgebliebene) Stoffwechsel runterfahren, langsam machen, die eingelagerte Energie so langsam aufbrauchen, wie möglich. Und trotzdem musste man nochmal kurzfristig die volle Energie freisetzen können. Nämlich dann, wenn die fette Sau endlich erlegt werden musste oder die heimische Hütte von Raubtieren angegriffen wurde (wegrennen, Türe zuhalten...) Endlich war die Sau dann erledigt und das ganze Spiel ging wieder von vorne los! Übertrieben? Sicherlich! Aber wir hatten das schon – mit übertriebenen Vergleichen werden manche Zusammenhänge leichter verständlich!

Das Problem mit den Crash-Diäten, wie Kohlsuppen-, Rohkost- oder Ananasdiät!

Das war zwar nun vielleicht übertrieben. Was aber haben wir daraus gelernt. Was unser Körper in den Fettzellen eingelagert hat, dient aus entwicklungsgeschichtlicher Sicht für die notwendige Vorratshaltung – für schlechte Zeiten. Nun wollen wir uns mit diesem Wissen mal überlegen, was passiert, wenn wir eben mal schnell 2-4 Kilo pro Woche abnehmen wollen – mit Kohlsuppe, gar nichts essen, Obst-Diät und so weiter.

Eine solche durch uns selbst ausgelöste „Hungersnot" beantwortet unser Körper erst einmal mit Nichtstun und abwarten: Der Stoffwechsel wird zurückgefahren, Energie wird nur in der geringstmöglichen Menge freigesetzt. Wir werden schlaff, übellaunig, müde und lustlos. Wir sind kaum mehr in der Lage, einen klaren Gedanken zu fassen.

Trotzdem wird unser Körper vorerst den Teufel tun, seine Fett-Vorräte zu verbrauchen.

Muskelmasse wird abgebaut, um Fett zu erhalten...

Damit nun die Fettvorräte möglichst lange erhalten werden können – sie erinnern sich, für den Fall, dass die Sau überwältigt werden oder die Tür zugehalten werden muss – hat sich unser Körper eine andere Möglichkeit „ausgedacht"! Denn da gibt es auch für unseren Körper eine einfachere Möglichkeit. Unser Körper baut nämlich Muskelmasse ab, statt an die wertvollen Fettvorräte ranzugehen. Muskelmasse besteht nämlich aus schnell und einfach verfügbarem Eiweiß. Das ist natürlich eine Katastrophe, wenn man eigentlich Fettmasse ab- und Muskelmasse aufbauen möchte!

Warum aber verwendet er nicht jetzt endlich das eingelagerte Fett, sondern das Eiweiß aus Muskelmasse?

Fett – die Super-Energie

Weil Fett der 6-mal bessere Energie-Lieferant ist, als Eiweiß. Und wenn man nur so vor sich hin wartet (bis der Göttergatte die fette Sau bringt) genügt auch weniger Energie, nämlich die aus Eiweiß. Die Super-Energie „Fett" wird für Notfälle aufgehoben, wenn man schnell reagieren muss, wie z.B. auf der Jagd oder bei Angriffen von Feinden.

Sie sehen schon, diese Körpervorgänge, die heute in Zeiten von Hamburger- und Dönerläden an jeder Straßenecke keine Rolle mehr spielen und fast irrsinnig klingen, kann man sich nur wirklich vorstellen, wenn man sich ganz weit zurückversetzt, in die frühe Entwicklungsgeschichte des Menschen.

Die Entwicklung körperlicher und hormoneller Abläufe, und um deren hoch kompliziertes Zusammenspiel geht es hier, ist keine schnelllebige Geschichte. Man muss hier in anderen Zeiträumen denken, als wir das heute in unserer Zeit gewöhnt sind. Und denken wir mal ein bisschen weiter – in unterentwickelten Ländern unserer Erde machen diese Körperfunktionen durchaus heute noch Sinn.

Dieser Muskelabbau zum Umbau von Eiweiß (Aminosäuren) in Energie erklärt auch, warum bei Diäten der vermehrte Verzehr von Eiweiß (z.B. auch als Eiweiß-

Drinks) empfohlen wird. Die zusätzliche Zufuhr von Eiweiß hält den Körper nämlich davon ab, sich an seiner eigenen Muskelmasse zu „vergreifen".

Die Leerung von Fettzellen ist bis auf Weiteres eingestellt

Die Zeichen stehen also auf Streik – so würde man es zumindest bei Post oder Bahn erklären. Das Leeren der Fettzellen findet nun also leider nicht statt. Dumme Sache, denn wir wissen ja nun, wie wichtig es ist bei einer Diät den Körperfettanteil zu senken – also Fettmasse abzubauen, oder besser noch Fettmasse in Muskelmasse umzubauen.

Nun ist es also passiert. Die falsche Diät hat fatale Folgen:

1. Entweder man nimmt gar nichts ab. Zumindest scheinbar nicht: Der Körper fährt den Stoffwechsel aufs Nötigste zurück. Der minimale Kalorienbedarf wird zwar über den Abbau von Muskulatur gedeckt. Andererseits spart der Stoffwechsel an allen Ecken und Enden und so werden z.B. Gewebsflüssigkeit und andere Abfallstoffe langsamer oder gar nicht abtransportiert. Wenn es also ganz dick kommt, zeigt die Waage mehr Pfunde als vorher!

2. Oder der Körper baut Muskelmasse ab. Und dann passiert das, was man von vielen Abnehmwilligen immer wieder hört. „Fettanteil messen, macht für mich gar keinen Sinn, der steigt sowieso immer, wenn das Gewicht runtergeht. Ist aber nicht schlimm, Hauptsache ich nehme ab." Falsch, denn mit dieser Entwicklung nimmt „die Katastrophe mit dem Jojo-Effekt" schließlich ihren Lauf! Denn mit dem sinkenden Gewicht und dem steigenden Körperfettanteil, sinkt ja auch der durchschnittliche tägliche Grundbedarf an Kalorien.

Das bedeutet: Bei Crash-Diäten bleibt die Fettmenge im Körper unverändert, die Menge der Muskelmasse nimmt ab. Die Folge: Der Körperfettanteil steigt - der Grundumsatz (Kalorienbedarf pro Tag) sinkt.

Wen wundert es da, wenn manche Leute mit einem Körperfettanteil von 40% und mehr behaupten, dass sie ein Butterbrot nur ansehen und schon zunehmen.

Prozent Körperfett-Anteil – was hat das zu bedeuten?

Für alle die, denen sich bei dem Thema Prozentrechnung nicht gleich alle Nackenhaare stellen, das Ganze als Zahlenbeispiel. Für alle anderen gilt – das ist gar nicht so wichtig. Lesen Sie einfach nach dem Absatz weiter.

Das Beispiel zur Verdeutlichung in Zahlen:
Eine Person
- wiegt **70** kg
- und der Körper enthält **21 kg Fett,**
- so beträgt der Körperfettanteil **30 %**
- Denn 21kg von 70 kg sind 3o%

Hat man nun 3 Kilo abgenommen, dabei aber kein Fett, sondern Muskelmasse abgebaut, dann sieht die Rechnung so aus:
Man
- wiegt **67 kg**
- der Körper enthält **21 kg Fett,**
- so beträgt der Körperfettanteil **31,4 %**
- Denn 21kg von 67 kg sind 31,4%

Nun kommen wir mal zur Frage der Optik. Es versteht sich von selbst, dass unser Körper nach dieser Gewichtsabnahme nicht gerade straffer geworden ist. Der Fettanteil ist gestiegen, das festigende Muskelgewebe hat abgenommen. Natürlich haben Sie auch dieses Phänomen schon oft genug an sich und anderen entdeckt. Wir haben abgenommen. Das ist ein super Gefühl beim morgendlichen Wiegen. Im Bikini sieht's oft leider noch nicht wirklich besser aus, denn mit straffer Model-Figur hat das längst noch nichts zu tun! Heute wird dieser Zustand immer wieder als „skinny fat" beschrieben.

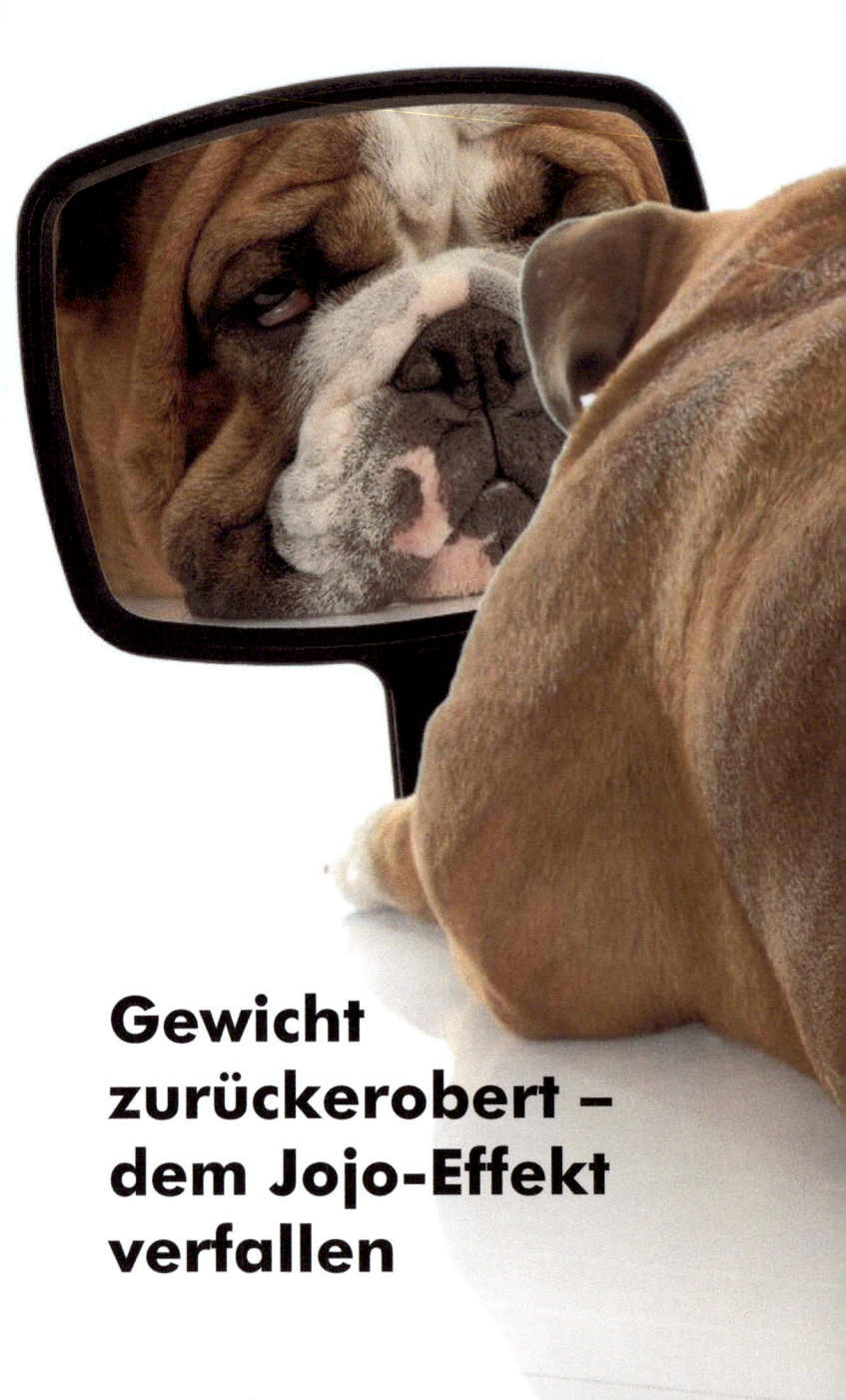

Gewicht zurückerobert – dem Jojo-Effekt verfallen

Gewicht zurückerobert – dem Jojo-Effekt verfallen

Und so fing bei den meisten von uns alles einmal an.

Natürlich betrifft es nicht jeden. Es soll ja, wie gesagt, Menschen geben, die noch nie mit ihrem Gewicht zu kämpfen hatten. Die meisten von uns haben aber irgendwann – bereits in ihrer Jugend - damit begonnen, gegen zu hohes oder manchmal auch nur scheinbar zu hohes Gewicht zu kämpfen. Und genau am Tag der ersten Diät begann ein Teufelskreis, der unbemerkt unser Herr wurde.

Nehmen wir einmal das Beispiel eines jungen Mädchens. Die Werte sind phänomenal:

- Sie ist **18 Jahre** alt
- wiegt **54 kg**
- ist **1,70 m** groß
- und hat den phantastischen **BMI 18,7**.
- *Der Körperfettanteil liegt bei tollen 18 %.*

Weil sie ihre Ausbildung mit Bravur abgeschlossen hat, schenken ihre Eltern der jungen Frau eine 2-wöchige Luxusreise auf der AIDA - all inclusive natürlich! Die Zeit ist wunderbar, Essen und Trinken vom Allerfeinsten und unsere junge Freundin liegt stundenlang an Deck in der Sonne und genießt die Aussicht.

Nach ihrer Heimkehr hat sie 2 Kilo zugenommen. Ihre Werte jetzt auf einen Blick:

- Sie wiegt jetzt **56 kg**
- ist **1,70 m** groß
- der **BMI** liegt jetzt bei **19,4**.
- **Der Körperfettanteil ist gestiegen auf 20 %.**

„Kein Problem", denkt sie bei sich - und speckt mit der Kohlsuppendiät im Nu die 2 Kilo wieder ab.

„Ich hab mein Gewicht zurückerobert!" Meist ist das leider trügerisches Glück!

Doch nur oberflächlich betrachtet hat sie sich den alten Status zurückerobert! Die Werte nach der Crash Diät:

- Sie wiegt jetzt **54 kg**
- ist **1,70 m** groß
- wiedererobert wurde auch der tolle **BMI** von **18,7**
- *Nur der Körperfettanteil ist weiter gestiegen, auf 21,5 %.*

Wie konnte das nur passieren? Ganz einfach! Mit ihrer Diät hat sie ihren Körper daran gehindert, Fettzellen zu leeren. Stattdessen hat er sich an Muskelmasse vergriffen. Das heißt, die Fettmasse, die sie nach ihrer Reise in den Fettzellen eingelagert hat, wurde nicht weniger, stattdessen ihre aktive Masse. Die Muskelzellen nämlich, die immer Kalorien verbrauchen.

Denn auch die Folge lässt sich einfach errechnen. Sie erinnern sich: 1 kg mehr Muskeln verbrauchen täglich (ganz automatisch) 100 kcal mehr.

Der traurige Umkehrschluss: 1 kg weniger Muskeln verbraucht (auch ganz automatisch) 100 kcal weniger.

Unsere Freundin, die sich mit viel Mühe 2 kg Muskelmasse heruntergehungert hat, verbraucht jetzt (das ist der Grundbedarf) täglich ca. 200 kcal weniger. Isst sie also soviel wie vor Ihrer Reise, wird sie nach und nach immer weiter zunehmen.

Eine fatale Sache und der Beginn einer klassischen Jojo-Karriere, die die meisten von uns schon vor Jahren oder Jahrzehnten erfolgreich eingeleitet haben.

Eine erfundene Geschichte, sicherlich, aber dennoch die Beschreibung einer Situation, die so oder so ähnlich fast jeder von uns irgendwann erlebt hat. So scheint es völlig logisch, dass man häufig Leute trifft, die - manche bei gutem und manche bei hohem Gewicht - einen Körperfettanteil haben, der deutlich über 30 liegt.

Messen Sie regelmäßig Ihren Körperfett-Anteil!

Neben Ihrem Gewicht sollten Sie also mit einer geeigneten Waage (gibt's mittlerweile überall und zu akzeptablen Preisen) regelmäßig ihren Körperfettanteil messen.

Achten Sie darauf, dass Sie dies möglichst immer zur gleichen Tageszeit tun. Der Körperfettanteil wird gewogen, indem von der Waage feinste Ströme durch den Körper geleitet werden. Da Fett den Strom anders leitet als Eiweiß, kann die Waage den Fettanteil ermitteln. Dabei können Handwaagen andere Werte erbringen als Standwagen. Je nachdem, wie das Fett in Ihrem Körper verteilt ist (z.B. mehr im Oberkörper als in Beinen und Po), wird die eine oder andere Waage höhere Werte zeigen! Bei Frauen mit großem Busen kann der Körperfettanteil bei sonst gleichen Voraussetzungen höher sein, als bei solchen mit kleinem Busen.

Und nicht erschrecken: Wenn Sie viel Ballaststoffe gegessen haben, kann der Fettanteil schon mal grundlos deutlich höher liegen als am Vortag.

Beachten Sie vor allem bei Diäten: Nur wenn Körperfettanteil **und** Gewicht sinken, baut der Körper tatsächlich Fett ab. Sinkt Ihr Gewicht, der Körperfettanteil aber steigt, sollten Sie diese Diät sofort abbrechen. Sie führt Sie nämlich in die falsche Richtung.

Also: Nur wer mit seinem Wunschgewicht auch einen vernünftigen Körperfettanteil erreicht hat, kann sein Gewicht deutlich länger halten, auch wenn mal eine Zeit lang (wie z.B. im Urlaub) über die Stränge geschlagen wird!

Denken Sie daran: Mit sinkendem Körperfettanteil steigt Ihr täglicher Kalorienbedarf! Egal, wie sich dabei Ihr Gewicht entwickelt.

Ein niedriger Körperfett-Anteil: Garant für mehr Gesundheit!

Auf seinen Körperfettanteil zu achten, hat nicht nur Auswirkungen auf unser Äußeres und unseren Kalorienbedarf!

Gerade in gesundheitlicher Hinsicht ist ein gesunder Körperfettanteil eine optimale Ausgangslage. Denn ein zu hoher Fettanteil im Körper ist häufig verbunden mit Bluthochdruck und hohem Cholesterinspiegel, begünstigt Herzerkrankungen, Diabetes mellitus, Magen-Darm-Erkrankungen und sogar einige Krebsarten.

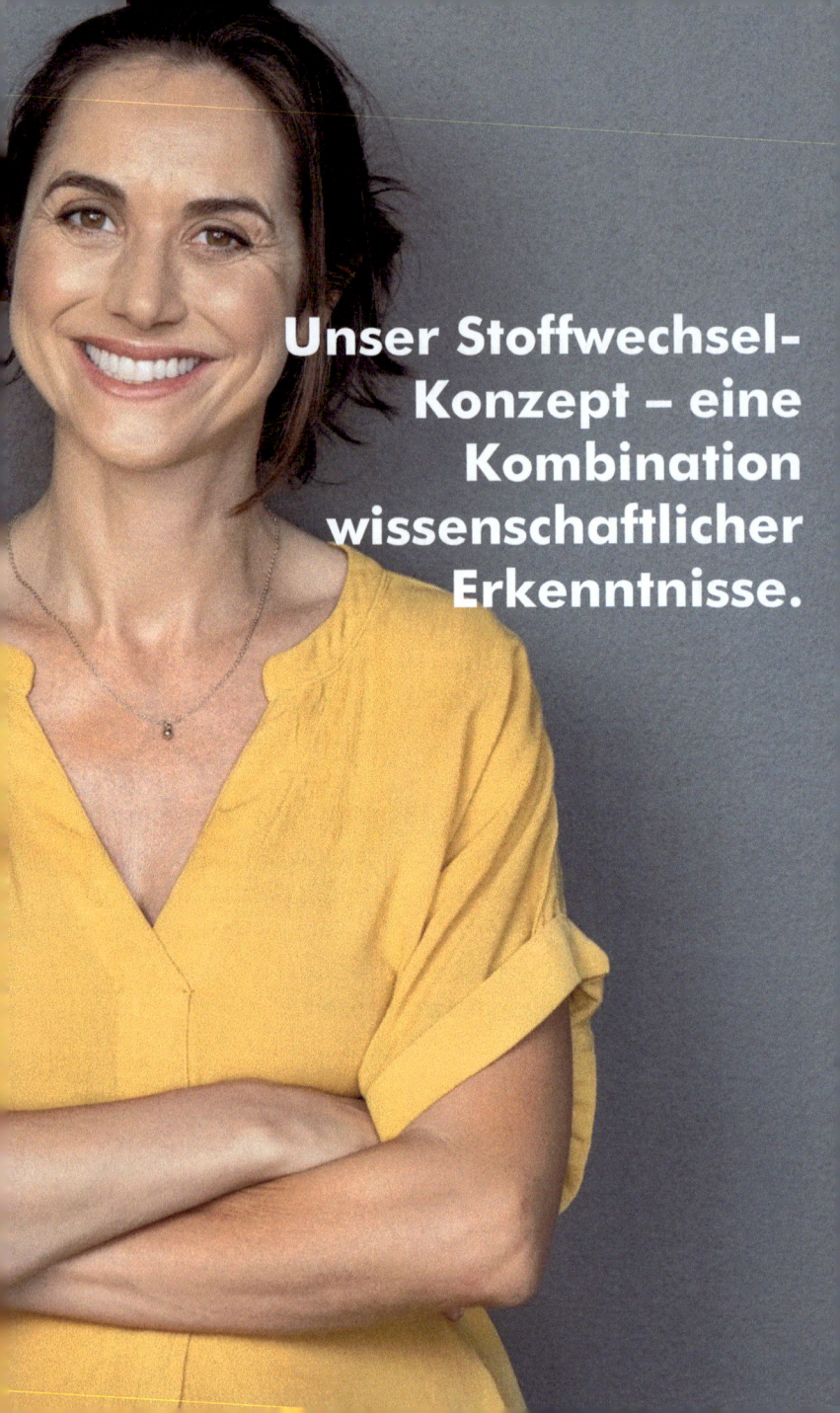

Unser Stoffwechsel-Konzept – eine Kombination wissenschaftlicher Erkenntnisse.

Unser Stoffwechsel-Konzept – eine Kombination wissenschaftlicher Erkenntnisse. Gepaart mit einem kräftigen Schuss Lebensfreude!

Sicherlich haben Sie es auf den ersten Seiten bereits bemerkt. Ich möchte Ihnen eine ganze Reihe nützlicher Informationen vermitteln, die Ihnen bestimmte Abläufe in Ihrem Körper verständlich machen. Denn einer meiner wichtigsten Grundsätze: Nur wer die Gefahren kennt (und sie verstanden hat), kann sie umgehen.

Und jetzt „Ran an den Speck"! Wir wissen nun, dass nur *der* langfristig und vernünftig abnehmen kann, dem es ordentlich an den Speck (oder besser gesagt) an den Körperfettanteil geht. Wir kennen also das Ziel. Wie wir aber dahinkommen wollen, das wissen wir noch nicht!

Frage ist also: Wie überlisten wir unseren Körper, endlich seine Sparhaltung aufzugeben und das – oft jahre- und jahrzehntelang – gespeicherte Fett, freizusetzen.

Des Rätsels Lösung finden wir natürlich nicht bei irgendwelchen neuen Hollywood- und Crash-Diäten, nicht im großen Geschäft undurchsichtiger Wunderangebote, die man gerade im Frühjahr immer wieder in den Zeitschriften findet. Dort, wo die Damen innerhalb von 2

Wochen nicht nur 10 Kilo leichter wurden, sondern auch 10 Jahre jünger und auch sonst kaum wiederzuerkennen.

Des Rätsels Lösung aber finden wir sehr wohl in einer großen Anzahl medizinischer und ernährungswissenschaftlicher Studien und Veröffentlichungen, die weltweit am Problem moderner Ernährungsunarten und daraus entstehender Probleme forschen.

Aus all diesen Erkenntnissen haben wir die Schwerpunkte für unser Stoffwechsel-Konzept festgelegt:

- Ernährung nach dem glykämischen Index (Glyx)
- Super-Energie Fett – warum sollten wir darauf verzichten?
- Berücksichtigung hormoneller Tages-Abläufe
- Finden Sie Ihre Lieblingsbewegung
- Üben Sie „Trinken"
- Wer zählt und rechnet schon gerne, statt zu essen
- Vergessen Sie nicht, auch mal über die Stränge zu schlagen (Stichwort „Cheat-Day")
- Überwinden Sie Ihren inneren Schweinehund
- Vergessen Sie nicht, Ihren Körper mit wichtigen Nährstoffen zu versorgen

Der glykämische Index (Glyx)

Eine der wichtigen Säulen unseres Konzeptes ist der so genannte glykämische Index von Kohlenhydraten, auch als Glyx bekannt.

Die Tatsache, dass heute die meisten von uns verzehrten Lebensmittel einen hohen glykämischen Index haben (nur keine Ungeduld, dazu kommen wir noch ganz ausführlich), ist – nach belegter Ansicht vieler Experten - einer der wichtigsten Auslöser für Fettleibigkeit, Herz-Kreislauf-Erkrankungen, hohe Blutfettwerte und Diabetes.

Und nun starten wir die nächste spannende Geschichte mit einer Tour in die Tiefen unseres Körpers. Sie dürfen gespannt sein!

„Insulin? Da ist bei mir alles ok!"

Die Hauptrolle in dieser spannenden Story spielt ein Hormon. Es ist das Insulin! „Ach ja, das ist das mit dem Zucker. Naja, da ist bei mir alles ok. Da kann das Problem bei mir nicht liegen". Das ist wohl das, was die meisten von uns denken oder sagen, wenn sie Insulin hören.

Lesen Sie trotzdem mal weiter. Und Sie werden erstaunt sein, welch umfassende Auswirkungen es hat, wenn der

Insulin-Spiegel in Unordnung ist. Und noch viel erstaunter werden Sie wahrscheinlich sein, wenn Sie erfahren, **wie** groß die Unordnung bei den meisten von uns ist.

Insulin gehört in unserem Körper zu den wichtigsten Hormonen, da ihm ein besonders umfassender Aufgabenbereich unterliegt.

Insulin ist eine der obersten Instanzen im Stoffwechsel. Es ist mitverantwortlich für die *Verarbeitung aller großen Nährstoffe*:
- ✓ Glukose, die wir in Form von Kohlenhydraten zu uns nehmen
- ✓ Eiweißbausteine, wie Aminosäuren
- ✓ Fettsäuren, die unser Körper über Fette aufnimmt

Schauen wir zuerst einmal, was unser Körper macht, wenn er ganz „normale" Kohlenhydrate zu sich nimmt. Also Kohlenhydrate in einer Form, die er auch schon aus der Zeit der „fetten Säue" kennt. Also möglichst unveränderte Vollkornprodukte.

In unserem speziellen Fall wollen wir uns nun einmal ansehen, was in unserem Körper vorgeht, wenn wir eine Scheibe Vollkornbrot (ohne Belag 😊) zu uns nehmen.

Die Geschichte von Kohlenhydraten, Glukose und Insulin

Also dann mal „Ran an die Stulle...!"

Wir haben uns also dazu entschlossen, eine Scheibe Vollkornbrot ohne Belag zu essen (naja, eine Scheibe Käse, hätte schon draufgepasst, aber der Wissenschaft wegen – wenn's denn sein muss).

Das Brot wird ordentlich zerkaut. Dadurch beginnt schon hier der Verdauungsvorgang bevor der Speisebrei nach und nach in den Magen gelangt.

Hier geht es dann weiter. Das heißt: Die Brotstückchen werden weiter zerlegt, dabei wird u.a. auch Glukose freigesetzt. Glukose ist ein reiner Zucker, den der Körper in den Zellen zu Energie umwandelt.

Da die Glukose in Vollkornprodukten noch fest verpackt vorliegt, dauert es relativ lange, bis endlich reine Glukose im Magen vorliegt. Die Glukose wird auch nicht auf einmal, sondern sukzessive freigesetzt. Übrigens: Vollkornprodukte sind deshalb auch „schwerer verdaulich" als Weißmehlprodukte. Sie halten aber auch länger satt!

Langsam und in kleinen Mengen gelangt nun die im Magen freigesetzte Glukose in den Dünndarm. Der Dünndarm ist der Ort, an dem Nährstoffe (Vitamine, Mineralstoffe, Glukose, Fette, Eiweiß...) ins Blut aufgenommen werden.

Nach und nach kommen kleine Mengen Glukose ins Blut. Der Blutzuckerspiegel (also die Menge reiner Zucker pro Liter Blut) steigt.

Die körpereigene Mess-Station für den Blutzucker-Spiegel ist unsere Bauchspeicheldrüse. Steigt er an, wird Insulin freigesetzt.
Das Insulin hat dabei die Aufgabe, den Zucker aus dem Blut herauszukehren. Denn ein erhöhter Glukosespiegel im Blut (Blutzuckerspiegel) ist gefährlich für Organe und Blutgefäße.

Ein besonders ausgeklügeltes System sorgt dafür, dass nur so viel von dem wertvollen Stoff „Insulin" freigesetzt wird, wie für die Verarbeitung der „angekommenen" Glukose-Menge gebraucht wird. Denn: Je mehr Glukose verarbeitet werden muss, desto mehr Insulin wird benötigt.

Da die im Vollkorn-Brot enthaltene Glukose-Menge nicht auf einmal ins Blut gelangt (sie erinnern sich, im Magen ist man ja noch mit „Auspacken" beschäftigt) kommt unser Körper mit einer relativ geringen Menge Insulin aus, die die langsam ins Blut strömende Glukose nach und nach verarbeiten kann.

Was macht nun das Insulin mit der Glukose? Zuerst einmal werden unsere aktiven Zellen versorgt. Die benötigen nämlich für ihre Arbeit Glukose.

Nun war aber wahrscheinlich in unserer Scheibe Vollkornbrot mehr Glukose enthalten, als wir gerade aktuell benötigen. Deshalb bleibt Glukose übrig. Und *die* wird in so genannte Zwischenvorratszellen eingelagert, die hauptsächlich an der Leber liegen.

Und noch eins: Solange Insulin im Blut vermehrt vorhanden ist, können Fettzellen **nur sehr schwer** geleert werden. Eine sinnvolle Sache eigentlich. Denn „Insulin im Blut" bedeutet ja, dass es eben erst etwas zu essen gegeben hat. Die eingelagerten Fette werden also nicht benötigt. Denn wer würde eingefrorene Erdbeeren auftauen, wenn es gerade überall frische Erdbeeren zu kaufen gibt!

Wichtig dabei ist: Insulin bleibt nach seiner Freisetzung ca. 4 Stunden im Blut aktiv, danach ist das Insulin abgebaut. Vorausgesetzt allerdings, dass wir in dieser Zeit keine kohlenhydrathaltigen Mahlzeiten mehr zu uns nehmen.

Essen wir nun über einen Zeitraum von mindestens 4 Stunden keine Kohlenhydrate, wird nach und nach auch der Glukose-Vorrat in unseren Zellen aufgebraucht (vor allem dann, wenn wir uns körperlich oder geistig anstrengen). Konzentration und Leistungsfähigkeit lassen nach. Der Blutzuckerspiegel sinkt weiter. Wir drohen, zu „unterzuckern".

Glukagon – das Fastenhormon

Stellt die Bauchspeicheldrüse bei ihrer regelmäßigen Blutzuckermessung nun fest, dass der Blutzuckerspiegel unter den Normalwert zu sinken droht, wird ein anderes Hormon freigesetzt: das Glukagon. Glukagon wird auch als Fastenhormon bezeichnet.

Wichtig: Glukagon kann nur schwer freigesetzt werden, solange Insulin vermehrt im Blut ist. Es wird also erst ca. 4 Stunden nach dem Verzehr von Kohlenhydraten freigesetzt.

Glukagon
- ✓ regt die Leber an, die vorher eingelagerten Zuckervorräte wieder in die Blutbahn freizusetzen, um den Blutzuckerspiegel auf das notwendige Niveau zu heben.
- ✓ Ermöglicht die Freisetzung von Fett aus Fettzellen zur weiteren Verarbeitung und Energiegewinnung

Wichtig: Glukose-Vorräte, die längere Zeit nicht „abgerufen" werden, werden durch Insulin in Fette umgewandelt und in den Fett-Zellen eingelagert!

Damit ist also der Blutzuckerspiegel wieder im Lot, die aktiven Zellen wieder ordentlich für die Energie versorgt. Der Körper kann bis zur nächsten Nahrungsaufnahme gut weiterarbeiten.

So sollte und kann also der natürliche Zucker-Kreislauf im Körper aussehen.

Insulin und Glukagon – geniale Partner

Sehen wir uns also nochmal die Aufgaben der beiden Hormone Insulin (Speicherhormon) und Glukagon (Fastenhormon) an.

Insulin ist das Speicherhormon.
Insulin
- ✓ „schließt" Zuckervorräte weg
- ✓ wandelt nicht verwendete Zuckervorräte in Fett um
- ✓ und hindert Fettzellen daran, sich zu entleeren

Glukagon ist das Fastenhormon.
Glukagon
- ✓ aktiviert die Entleerung von Fettzellen
- ✓ sorgt dafür, dass die vorwiegend an der Leber hinterlegten Zuckervorräte wieder in die Blutbahn eingeleitet werden können

---

Wichtig: Glukagon kann nur bedingt freigesetzt werden, solange Insulin im Blut ist!

Das rettende Stück Traubenzucker oder Schokolade

Jetzt geht die Geschichte jedoch weiter!

Bisher haben wir einfach von Kohlenhydraten gesprochen, wie sie ins Blut aufgenommen werden und welch genialer „Zucker-Kreislauf" hier stattfindet.

Nun gibt es aber unterschiedliche Kohlenhydrate und der entscheidende Unterschied liegt darin, wie schnell der enthaltene Zucker (Glukose) im Magen aus den Lebensmitteln ausgelöst und ins Blut aufgenommen wird. Am schnellsten geht das natürlich bei Traubenzucker (entspricht reiner Glukose). Deshalb wird hier auch damit geworben, dass „die Energie sofort ins Blut geht"!

Ich erinnere mich, als wenn es gestern gewesen wäre: Wenn ich mit meiner Mutter Skifahren war (ich war damals ungefähr 8, sehr sportlich, schmal – und natürlich ohne Riesen-Zucker- und Fettvorräte), dann konnte ich eine Zeitlang gut mithalten. Bis mir irgendwann kalt wurde und ich nur noch Gummi in den Knien hatte. Gottseidank hatte meine Mutter immer Schokolade oder Traubenzucker dabei – und das wirkte im Handumdrehen. Ganz schnell war ich wieder fit, mir war auch nicht mehr so kalt und die Abfahrt konnte weitergehen.

Klar, der Zucker (Glukose) war ganz schnell ins Blut gewandert und konnte meine verbrauchten Reserven wieder auffüllen.

So weit zu damals und zur schnellen „Wirksamkeit" von Schokolade und Traubenzucker. Ich denke, Sie werden sich vielleicht an ähnliche Geschichten erinnern.

Und ich erzähle Ihnen diese Geschichte auch, um immer wieder auftauchenden Widersprüchlichkeiten aufzuklären:

Mal hört man: „Schokolade oder Traubenzucker sind schlecht, machen träge und dick"

Und mal hört man: „Schokolade oder Traubenzucker sind gut, machen glücklich und aktiv"

Die Wahrheit liegt wie meistens genau in der Mitte. Je nachdem wer und wann Schokolade oder Traubenzucker zu sich nimmt, ist das eben auch mehr oder weniger günstig!

Nun kehren wir mal in die Realität zurück. Ich bin also nicht mehr 8, sondern „ein paar Jährchen" älter. Die Fett- und Glukose-Vorräte in meinem Körper befinden sich nicht gerade im Mangelbereich 😊. Außerdem befinde ich mich nicht bei -8 Grad auf der Ski-Abfahrt, sondern in meinem gut beheizten Wohnzimmer vor dem Fernseher.

Ich habe heute endlich mal frei und mich deshalb – entgegen aller intellektueller und ernährungsphysiologischer Vorsätze – dazu entschlossen, den Sonntag auf dem Sofa zu verbringen, mir die Zusammenfassung diverser Soaps (4 Stunden GZSZ oder so ähnlich) und mindestens ein Packung Schokolade und viele, viele Gummibärchen reinzuziehen!

Nun sehen wir uns mal den Zucker-Kreislauf an, der jetzt stattfindet.

Bereits nachdem ich mich auf dem Sofa niedergelassen habe, sind die ersten Gummibärchen schon verschlungen – herrlich! Die Rest-Tüte bleibt auch nicht lange unangetastet. Oops – schon ist die Tüte leer!

Damit hat mein Magen natürlich keine Probleme. Die in Massen enthaltene Glukose ist sofort freigesetzt und „stürmt" komplett in Richtung Dünndarm.

Meine Bauchspeicheldrüse zieht erschrocken „den Kopf" ein: Angriff der Gummi-Bärchen-Bande. Oder wissenschaftlicher ausgedrückt: Der Blutzuckerspiegel steigt sprunghaft an.

Als Folge setzt die Bauchspeicheldrüse gleich eine Unmenge des wertvollen Insulins frei, um diese Massen an Glukose zu verarbeiten. Die aktiven Zellen bekommen, was sie brauchen. Das ist im Moment leider nicht viel. Nicht nur, dass ich mich ja heute nicht mehr bewegen wollte, ich hatte mich ja nun eher für einen „hirnlosen" Nachmittag mit Soaps, Talk-Shows und anderen „hoch wissenschaftlichen" Herausforderungen entschieden. Und da braucht nicht einmal das Gehirn viel Energie. Schade!

Und ich bekomme hart zu spüren, was mein achso cleverer Körper zum eigenen Schutz tut. Die Riesen-Menge Insulin, die aufgrund des schnellen und starken Blutzuckeranstiegs (nicht langsam und nach und nach wie beim Vollkornbrot) freigesetzt wurde, schafft nämlich auch intensiver. Alle Reste werden schnell in die Zwischenvorratszellen an der Leber gebracht.

Die Folge: Mein Blutzucker fällt rasant ab. Schon 2 Stunden nach dem ganzen Päckchen Gummi-Bärchen (das sind ca. 2 Talk-Shows), beginnt mein Körper zu unterzuckern. Lachhaft, denken Sie? Leider nicht.

Was ist also passiert? Die große Menge Insulin hat die aufgenommene Glukose sehr schnell aus dem Blut gefegt (mehr Insulin fegt mehr Glukose). Die aktiven Zellen sind versorgt, der Rest in den Zwischenvorratszellen an der Leber hinterlegt. Der Blutzucker sinkt, aber es ist immer noch Insulin im Blut (das bleibt ja 4 Stunden lang). Und dieses Insulin-Hoch verbietet meinem Organismus, sich etwas aus den Zwischenvorrats-Zellen zu stibitzen. Mein Fastenhormon Glukagon kann mir nicht ausreichend zu Hilfe kommen. Denn solange Insulin im Blut ist, sieht es mit Glukagon eben schlecht aus. Pech!

Mein Blutzucker fällt also tatsächlich. Und was macht mein Körper? Er gibt mir eindeutige Hinweise darauf, dass ich Glukose brauche. Ich bekomme den berühmten „Japp" auf was Süßes! Und was mache ich – ich nehme diese Aufforderung dankbar an. Und – die Gummi-Bärchen sind ja alle – setz mir eine Tasse Kaffee auf und ess ein Stückchen Kuchen.

Womit die Katastrophe „Teufelskreis" ihren Lauf nimmt!

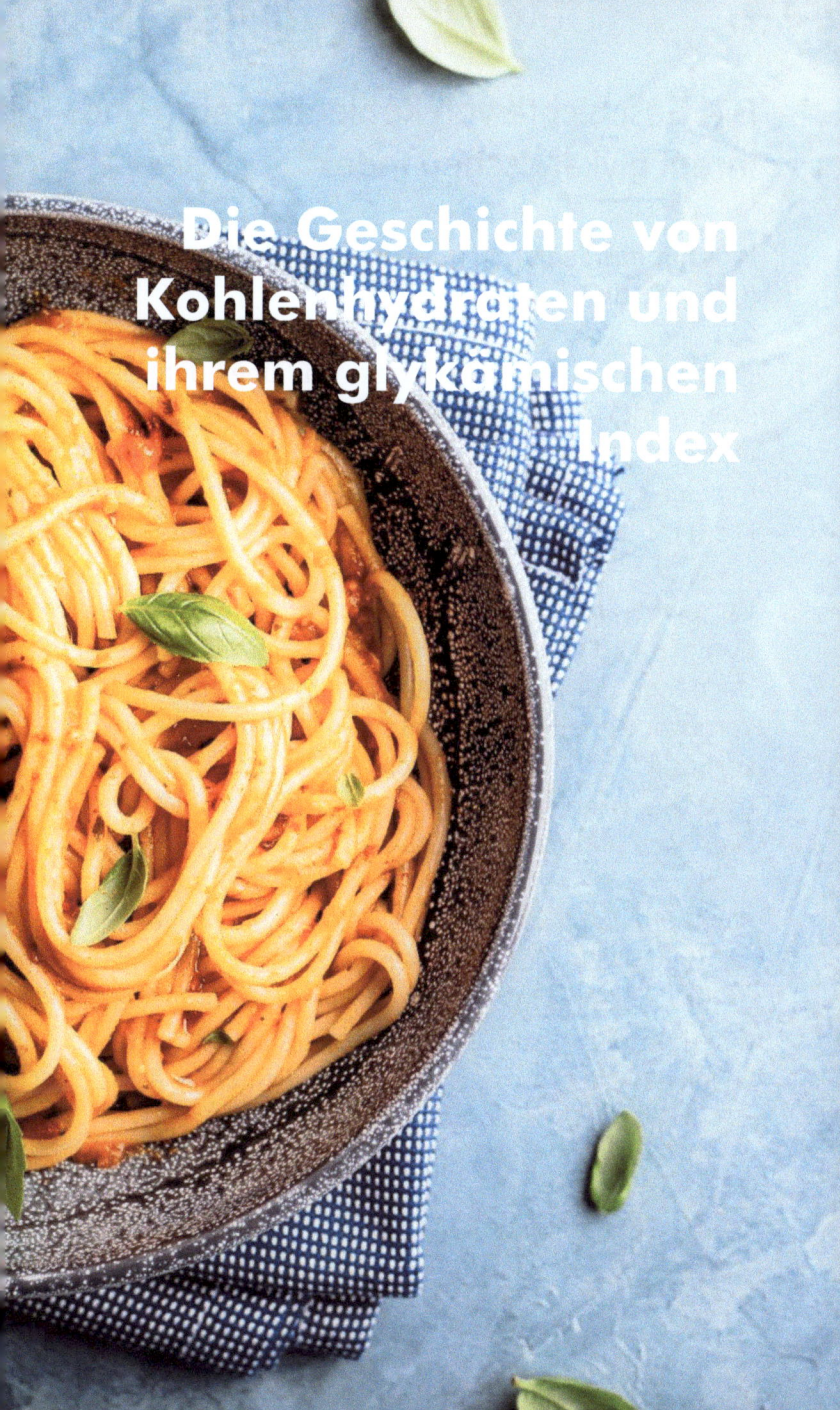

Die Geschichte von Kohlenhydraten und ihrem glykämischen Index

Die Geschichte von Kohlenhydraten und ihrem glykämischen Index

Was hat das denn nun alles mit dem glykämischen Index (Glyx) zu tun?

Jetzt sind wir endlich so weit, uns über den glykämischen Index unterhalten zu können. Dieser glykämische Index, abgekürzt Glyx, bezeichnet die Geschwindigkeit, mit der der in Kohlenhydraten enthaltene Zucker (Glukose) ins Blut aufgenommen wird.

Wird der Zucker besonders schnell und leicht aufgenommen, ist der Glyx besonders hoch. Kohlenhydrate, bei denen der Zucker "gut verpackt" ist (also unser Voll kornbrot ohne Belag), haben einen *niedrigen Glyx*. "Gut verpackt" bedeutet nämlich, dass unser Verdauungstrakt viel Arbeit leisten muss, um den enthaltenen Zucker nach und nach auszupacken.

Einen *hohen glykämischen Glyx* haben alle Lebensmittel, bei denen die Glukose rasch ausgepackt werden kann, und schnell und mit „voller Wucht" ins Blut gelangt und dort den Blutzuckerspiegel – und somit auch den Insulinspiegel – in schwindelnde Höhen schnellen lässt.

Der Glykämische Index oder Glyx-Wert von Kohlenhydraten entscheidet darüber, wie ein Lebensmittel
in den Zuckerkreislauf eingebaut wird. Je schneller
die Glukose aus Lebensmitteln ins Blut gelangt, desto
höher der Glykämische Index.

Sind Lebensmittel mit hohem Glykämischen Index auf jeden Fall schlechte Lebensmittel?

Nein! Sie erinnern sich an die Geschichte von meiner
Mutter und mir beim Skifahren - die Geschichte mit
dem „rettenden Stück Schokolade"?

Für Leistungssportler, die normalerweise ohnehin einen
niedrigen Körperfettanteil haben, kann ein Lebensmittel
mit hohem Glyx die Lösung sein. Denken Sie an einen
Marathon-Läufer, der auf Kilometer 38,5 einen „Hunge-
rast" bekommt (kennen wir ja noch von Jan Ullrich, aber
der ist als herausragender Athlet nun leider nur noch
bedingt ein gutes Beispiel). Schwerverdauliches wäre
jetzt sein Ende, eigene Reserven sind aufgebraucht. Also
braucht er schnelle Hilfe. Und da kommen dann die guten Seiten „schneller Zucker" ins Spiel. Der Traubenzucker, der nicht schwer im Magen liegt und Energie sofort zur Verfügung stellt, ist hier des Rätsels Lösung und
unbedingt positiv zu bewerten.

Denken wir aber mal an uns – im ewigen Kampf gegen das Fett. Wir entscheiden uns also abends – nach langem Hin und Her – doch noch für einen Gang ins Fitness-Studio. Eine halbe Stunde aufs Fahrrad zum Fettabbau. Und dabei trinken wir eines von diesen isotonischen Getränken, die eigentlich mal für die Bodybuilder entwickelt wurden. Mit ordentlich Traubenzucker drin.

Na klar, der Insulin-Spiegel steigt an und dann ist Schluss mit Fett-Abbau. Wir können zwar trotzdem Muskelmasse aufbauen und unser Herz-Kreislauf-System trainieren, Fettmasse abbauen aber geht nicht, denn wir haben Insulin im Blut.

Wer also Sport zum Abbau von Fettmasse macht, sollte ein paar Stunden zuvor keine oder nur sehr wenige Kohlenhydrate mehr zu sich nehmen. Also auch kein Obst. Erlaubt sind z.B. Nüsse, Fleisch, Gemüse.

Sie verstehen jetzt, dass Massen von Pasta zwar für Tour de France Teilnehmer wichtig, zum Abbau von Fettmasse aber keineswegs geeignet sind!

Wovon hängt der Glyx-Wert von Lebensmitteln ab?

Es gibt natürlich unterschiedliche Faktoren. Wir haben über die "Verpackung des Zuckers im Kohlenhydrat" gesprochen. Und dies scheint eines der Hauptprobleme zu sein. Denn je feiner ein Lebensmittel gemahlen ist und je leichter es für unsere Verdauung ist, an den Zucker (Glukose) heranzukommen, desto höher ist der Glyx.

Das heißt:

Weißes Mehl ist nicht nur besonders fein gemahlen, sondern auch noch von den Schalen der Getreide befreit. Ein leichtes für unsere Verdauung, es als Turbo-Zuckerlieferanten zu verwenden. Je höher der Feinheitsgrad (je niedriger die Type), desto höher auch der glykämische Index. Einen besonders hohen Glykämischen Index haben Traubenzucker, weißes Mehl, Glukose und Malz.

Je ursprünglicher ein kohlenhydrathaltiges Lebensmittel ist, desto niedriger ist meist auch sein Glykämischer Index. Vollkornbrot ohne Malz, „echtes" Knäckebrot, Vollweizen-Nudeln (al dente zubereitet), Vollkorn-Haferflocken… Sie sehen schon: Man kann sich eigentlich selbst ein Bild machen.

Ein paar Beispiele: Lebensmittel und ihr Glyx

Bei einigen Lebensmitteln gibt es allerdings auch Überraschungen – aber die kann man sich eigentlich leicht einprägen.

Kartoffeln:
- Süßkartoffeln haben witzigerweise einen niedrigen Glyx
- Festkochende, neue Kartoffeln als Pell-Kartoffeln einen niedrigen bis mittleren Glyx
- Weichkochende (und –gekochte) Salzkartoffeln sind ebenso Glyx-hoch, wie die beliebten Ofenkartoffeln (die man abends so gerne zum mageren Steak isst) – da wird uns doch so einiges klar!

Reis:
- Glyx-niedrig: Parboiled Reis, Vollkornreis
- Glyx-mittel: Basmati-Reis, Langkornreis
- Glyx-hoch: Rundkornreis (Milchreis)

Melonen:
- Zuckermelonen haben einen mittleren Glyx
- Wassermelonen einen hohen Glyx. Der Zucker aus der wässrigen Melone kann sehr schnell resorbiert werden. Deshalb wird sie auch bei Marathon-Läufen eingesetzt.

Haferflocken
- Glyx-niedrig: Kernige Flocken
- Glyx-mittel: Weiche Flocken
- Glyx-hoch: Instant-Flocken

Grundsätzlich haben alle heimischen Früchte und Beeren (bis auf Trauben) einen niedrigen Glyx. Exotische Früchte einen mittleren oder hohen Glyx.

Die genaue Berechnung des Glykämischen Index ist recht schwierig, oft bei einzelnen Lebensmitteln ein wenig unterschiedlich - und eigentlich auch ziemlich unnütz.

Ich hatte schon gesagt, dass ich vom dauernden Zählen nichts halte. Annähernde Werte mit „glyx-niedrig", „glyx-mittel" und „glyx-hoch" sind ausreichend! Das funktioniert hervorragend und macht die tägliche Ernährung nicht gleich zum Mathematik-Studium☺.

Eine Zuordnung von Kohlenhydraten in diese drei Glyx-Gruppen finden Sie am Ende des Buches.

Achtung – Glyx-Falle!

„Moderne" Lebensmittel-Zubereitungen halten so manche Glyx-Falle parat! Die schlimmsten Fallen, die ich erlebt habe, findet man beim Kauf von Vollkornbrot.

Man hat sich nun also endlich entschlossen, statt von den geliebten Brötchen auf Vollkornbrot umzusteigen. Und mit dem Begriff „Vollkornbrot" verbindet man ja reinstes Vollkorn. Steht auch noch „Bio" drauf, ist die Reinheit dann beinah gar nicht mehr „auszuhalten". Das denken wir zumindest. Ein Blick auf die Zutatenliste ist aber dann umso ernüchternder.

Denn die meisten Vollkornbrote enthalten Malzverbindungen und meist auch noch Glukose. Diese werden genutzt, um die Brote dunkler und schmackhafter zu machen. Aber Malz und Glukose sind schnelle Zucker, die einen hohen Glykämischen Index haben. Mit diesen Zusätzen ist Vollkornbrot dann also nicht mehr Glyx niedrig, sondern Glyx mittel oder gar Glyx hoch.

Achten Sie also beim Kauf von Vollkornbrot darauf, dass weder Malz, Glukose oder andere Zucker-Verbindungen enthalten sind! Nur dann ist Vollkornbrot *das* Lebensmittel, das Sie sich unter der Bezeichnung „Vollkornbrot" vorgestellt haben.

Und noch ein wichtiger Hinweis:
Beim Vergleich zwischen Lebensmitteln mit hohem und niedrigem glykämischen Index spielen weder Glukosegehalt noch der Kaloriengehalt eine Rolle.

Eine Scheibe Vollkornbrot zum Beispiel kann durchaus die gleiche Menge Glukose enthalten und auch genauso viel Kalorien haben wie eine Scheibe Toastbrot. Bei dem Vollkornbrot wird aber der enthaltene Zucker nach und nach ins Blut aufgenommen und kann deshalb von einer kleinen Menge Insulin nach und nach verarbeitet werden.

Ein Beispiel aus dem Alltag: Hat man viel Zeit, alle Zimmer einer Wohnung zu reinigen, schafft das eine Person alleine. Muss alles in ein paar Stunden fertig sein, müssen mehr Hände ran.

Also: Je mehr Glukose in kurzer Zeit verarbeitet werden muss, desto mehr Insulin ist dafür nötig. Denn eine gewisse Menge Insulin kann nur eine entsprechende Menge Glukose verarbeiten.

Welche Auswirkungen hat dieses Insulin-Hoch auf meine Gesundheit?

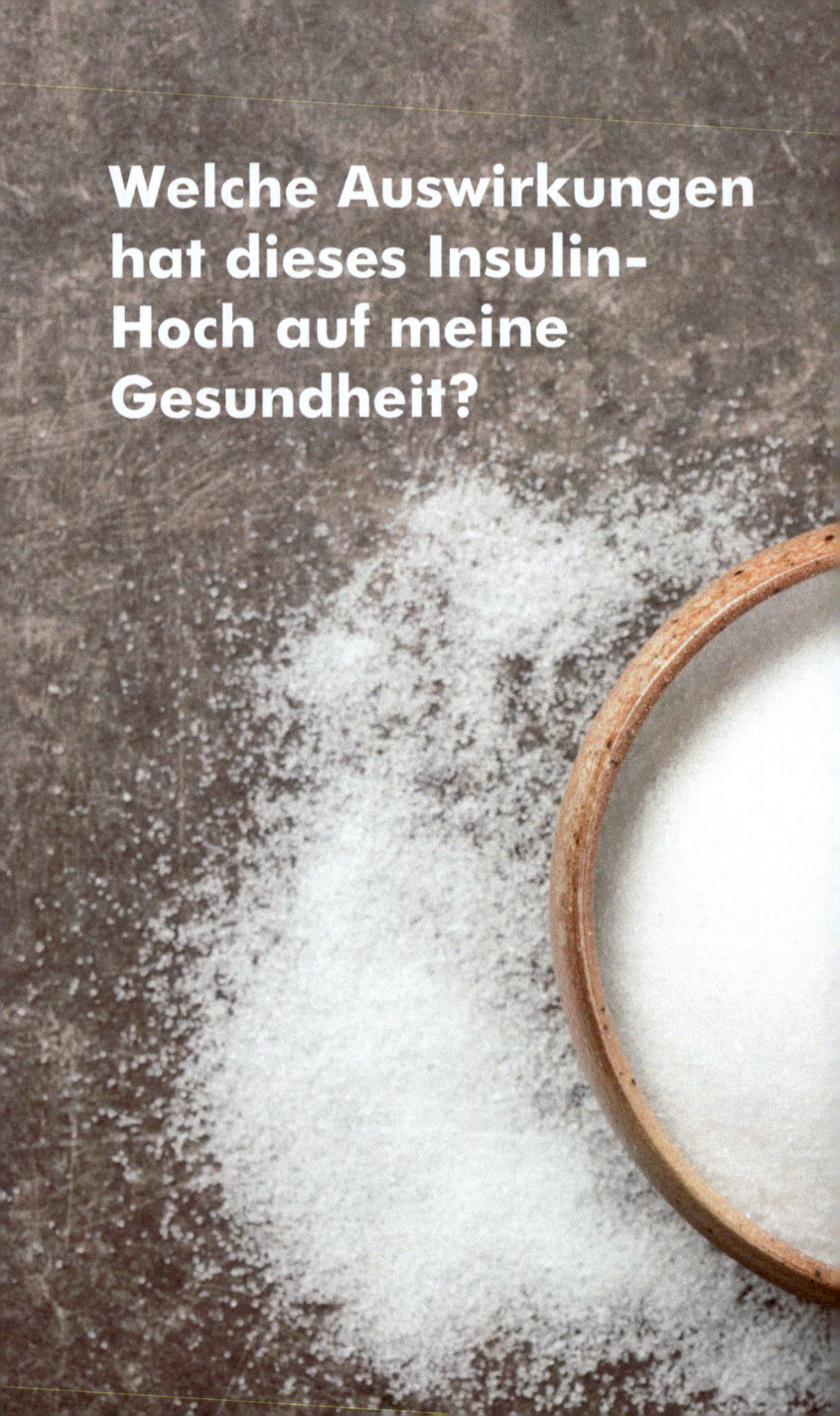

Welche Auswirkungen hat dieses dauernde Insulin-Hoch auf meine Gesundheit?

Hohe Blutfettwerte, Herz-Kreislauf-Erkrankungen

Die gesundheitlichen Folgen von zu hohem Gewicht sind weithin bekannt. Das Wissen um die Auswirkungen des Glykämischen Index hat dieses Wissen deutlich erweitert.

Denn der ungute Ablauf im Hormonstatus rund um das Insulin führt natürlich dazu, dass gespeicherte Nährstoffe nie richtig abgebaut werden können.

Das heißt:

- Fett wird nicht in den Fettstoffwechsel eingeschleust und dort zu Energie umgewandelt, sondern eingelagert bzw. verbleibt im Blut
- Auch Zucker wird nicht in den Energie-Aufbau eingeschleust, sondern nach einer gewissen Zeit der Lagerung in Fett umgewandelt, das wiederum in den Fettdepots verbleibt bzw. das Blut – und damit die Organe – belastet.

Die logische Folge ist das Ansteigen von Blutfettwerten und Herz-Kreislauf-Erkrankungen. In Studien konnte denn auch signifikant nachgewiesen werden, dass die dauerhafte Senkung des Insulin-Spiegels zu einer Senkung der Blutfettwerte und damit auch zu einer Verbesserung von Herz-Kreislauf-Problemen führt.

Altersdiabetes schon bei Kindern?

Wir haben gesehen, dass vor allem „moderne" Lebensmittel unsere Bauchspeicheldrüse wieder und wieder zu Höchstleistungen in Sachen Insulin-Produktion anregen. Und so passiert es heute immer häufiger, dass sogar schon Kinder und Jugendliche von der so genannten Altersdiabetes oder der Diabetes Typ 2 betroffen sind.

Altersdiabetes wird diese Erkrankung deshalb genannt, weil sie früher nur bei älteren Leuten vorgekommen ist. Sie wird nämlich ausgelöst durch die nachlassende Produktionsfähigkeit der Bauchspeicheldrüse. Betrachten wir nun die Lebensmittel, die unsere Großeltern zur Verfügung hatten, stellen wir fest, dass glyx-hohe Lebensmittel da kaum vorkamen. Die Bauchspeicheldrüse schraubte also erst nach vielen Jahren ihre Insulin-Produktion zurück.

Die riesigen Mengen an glyx-hohen Lebensmitteln, die heute zur alltäglichen Ernährung gehören, sorgen für eine deutlich höhere Menge an produziertem Insulin. Die Folge: Schon bei jungen Leuten ist die Bauchspeicheldrüse „am Ende", Altersdiabetes bricht aus.

Meist ist diese Problematik dann gepaart mit der so genannten Insulin-Resistenz: Durch unser Dauer-Insulin-Hoch reagieren die Zellen, z.B. die der Muskeln, nur noch eingeschränkt auf Insulin (das gilt sowohl für das eigene, als auch für gespritztes Insulin). Die Folge: Die Wirkung von Insulin lässt nach. Glukose kann nicht mehr im notwendigen Maße aus dem Blut entfernt werden.

Die Geschichte von Fit-Fetten, die schlank machen, und Fett-Fetten, die sofort auf die Hüften wandern.

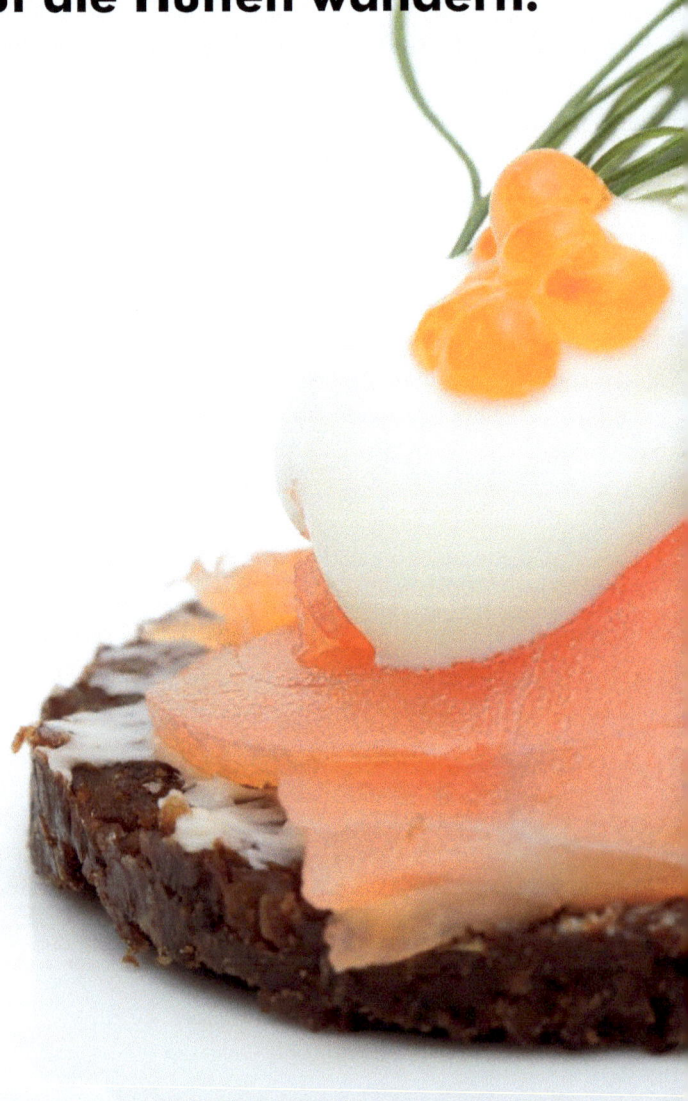

Die Geschichte von Fit-Fetten, die schlank machen, und Fett-Fetten, die sofort auf die Hüften wandern.

Fette

Nun zum zweiten Nährstoff, der „Großen 3" (Kohlenhydrate, Fette, Eiweiß), nämlich zum Thema „Fett".

„Fett macht Fett". Das ist einer der „ausgeleierten" Sprüche, mit denen wir es immer wieder zu tun haben. Man weiß allerdings heute viel mehr über diesen Stoff. Und wer sich intensiv damit beschäftigt, kommt zu dem Schluss „Gar kein Fett macht noch fetter!"

International anerkannte Studien haben nämlich bewiesen: Der komplette Verzicht auf Fett macht fett. Warum? Weil unser Körper Fett für viele lebensnotwendige Stoffwechsel-Vorgänge benötigt. So werden aus Fett z.B. Zellmembrane oder Hormone hergestellt. Fett ist notwendig, um unsere Haut elastisch zu halten, sie vor Umwelteinflüssen zu schützen. Sie verwenden dafür eine Fettcreme? Das müssen Sie nur, wenn ihr Körper nicht ausreichend Fett zur Verfügung stellen kann. Haben Sie sich schon einmal überlegt, warum man hochkonzentriertes Fett – nämlich Fischöl (ggfs. auch als Kapseln) – verwendet, um den Cholesterin-Spiegel zu senken und das Herz zu schützen? Diese Maßnahme bezweifeln weder Ärzte noch die Nahrungsmittel-Industrie.

Ein weiterer wichtiger Aspekt des Verzichts auf Fette, ist die Aktivität unseres Stoffwechsels. Verweigern wir ihm nämlich die Zufuhr dieses Super-Energie-Lieferanten, fährt er seine Arbeit auf das Nötigste zurück. Die Folgen? Kennen wir alle: Lustlosigkeit, Müdigkeit, Abgeschlagenheit, Depressionen, Konzentrationsprobleme – und Gewichtszunahme. Denn je weniger unser Körper arbeitet, desto weniger Kalorien werden verbraucht! Ein Teufelskreis der nach Ansicht namhafter Experten einer der Gründe für die hohe Zahl an übergewichtigen Einwohnern von Industrieländern ist.

Der richtige Umgang mit Fett

Sie sehen schon: Fett zu verteufeln ist fatal. Das soll natürlich kein Freibrief für Schweinshaxn, Currywürstchen und Chips sein. Vielmehr ist es eine Aufforderung, sich einmal intensiver mit dem Thema „Fett" auseinanderzusetzen.

Es gibt nämlich unterschiedliche Fette. Die einen machen fett, die anderen halten schlank und machen glücklich, zumindest wenn man richtig damit umgeht.

Fette, die fett machen

Das sind alle gesättigten Fettsäuren. Die findet man in:
- Braten
- Wurst
- Fertigprodukten
- Tierischen Fetten
- Kokosfett

Gesättigte Fettsäuren sind nicht nur besonders inaktiv und können keine Aufgaben im Körper mehr übernehmen, sondern füllen gerne und schnell unsere Fettzellen. Sie belasten das Herz-Kreislauf-System und erhöhen die Blutfettwerte.

Fette, die fit machen

Das sind ungesättigte Fettsäuren, und die finden wir vor allem in:
- Bestimmten Pflanzenölen (z.B. Olivenöl, Rapsöl)
- Fisch (Omega-3 Fettsäuren)
- Nüssen (nicht verarbeitet!)

Ungesättigte Fettsäuren übernehmen aktive Aufgaben im Stoffwechsel. Welche, das wollen wir uns im Folgenden einmal genauer ansehen.

Was die Fit-Fette so alles in unserem Stoffwechsel bewegen

Die guten Fit-Fette haben eine ganze Reihe von Eigenschaften, die man sich von Fetten so gar nicht vorzustellen vermag.

Was Fette so alles können:

- **Sie senken den Insulin-Spiegel und verhindern die Insulin-Resistenz**
- **Sie aktivieren die Produktion von sogenannten „guten Eicos (Eicosanoide)".** Das sind gute Gewebshormone, die schlank machen, das Blut verflüssigen, Entzündungen hemmen und den Insulin-Spiegel in Schach halten.
- **Sie sorgen dafür, dass das Satt-Hormon Leptin in der „Hungerzentrale" Hypothalamus (Hirnanhangdrüse) wieder wahrgenommen wird.** Leptin wird in den Fettzellen produziert und informiert unsere Hungerzentrale, wenn ausreichend Fett im Körper eingelagert ist. Dann lässt unser Hunger nach. Das sollte zumindest so sein. Sind wir nämlich zu dick, wird Leptin so stark überproduziert, dass seine Information im Hirn nicht mehr richtig verstanden wird. Fit-Fette räumen dieses Unverständnis aus. Die Hirnanhangdrüse kann wieder auf Leptin reagieren und gibt uns endlich wieder die richtige Information: **„Du bist satt!"**

- **Fit-Fette (z.B. Omega-3-Fettsäuren) blockieren die Produktion von Enzymen, die für den Einbau von Fett in Fettzellen benötigt werden.** Auf gut Deutsch: Nehmen wir ausreichend Omega-3-Fettsäuren zu uns, werden Fettzellen weniger leicht gefüllt.
- **Fit-Fette beschleunigen den Fettabbau im Gewebe und die Fettverbrennung in der Muskulatur.** Das wird hauptsächlich dann spürbar, wenn man Sport macht.

Zu den ungesättigten Fettsäuren gehören wie oben erwähnt u.a. Omega-3 und Omega-6 Fettsäuren. Beide konkurrieren in unserem Körper um den gleichen Stoffwechsel-Weg. Ein Zuviel der so wertvollen Omega-6 Fettsäure kann dazu führen, dass wir vermehrt zu Entzündungen neigen. Die positive Wirkung von Omega-3 wird also durch einen Überfluss dieses „nahen Verwandten" fast vollkommen zu Nichte gemacht. In unserer heutigen, westlichen Ernährung ist dies oft der Fall. Gerade verarbeitete Fertigprodukte oder Backwaren enthalten häufig große Mengen Omega-6, sodass in unserer Ernährung ein grobes Missverhältnis (ca. 20:1 anstelle von 5:1) herrscht. Achten Sie daher im Rahmen der Lebensmittelauswahl besonders auf Omega-3-reiche Produkte wie z.B. Lachs, um dieser Dysbalance entgegenzuwirken.

Eine genaue Liste der besonders empfehlenswerten Fettlieferanten finden Sie am Ende des Buches.

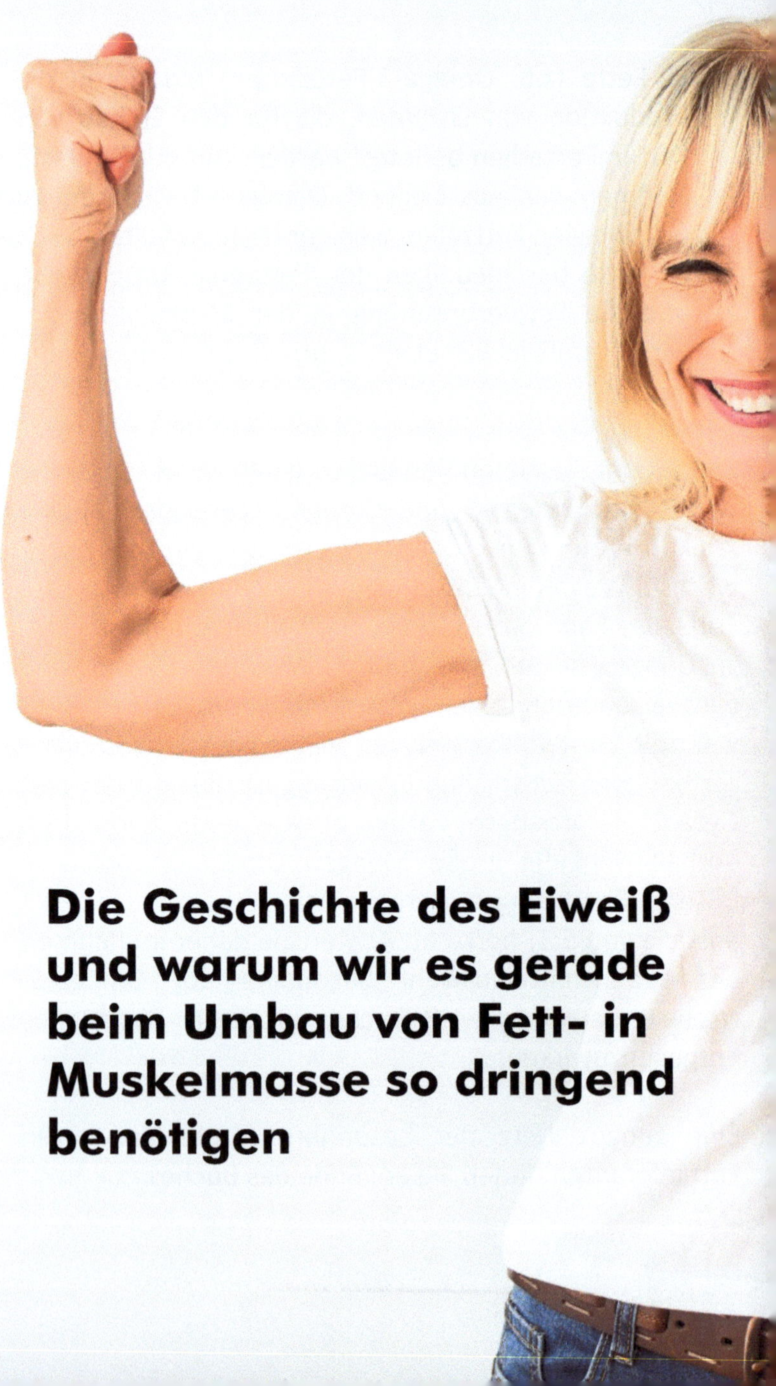

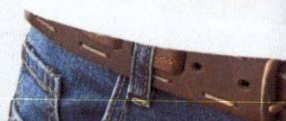

Die Geschichte des Eiweiß und warum wir es gerade beim Umbau von Fett- in Muskelmasse so dringend benötigen

Die Geschichte des Eiweiß und warum wir es gerade beim Umbau von Fett- in Muskelmasse so dringend benötigen

Eiweiß

Und nun zum 3. im Bunde der Großen 3.

Kommen wir also zum Thema Eiweiß. Aus Eiweiß bildet unser Körper nicht nur Muskeln, Haare, Nerven, Blut und Organe. Eiweiß, unser lebenswichtiger Lieferant für Aminosäuren, ist auch für die Bildung von Hormonen und Enzymen verantwortlich, ohne die unser Körper nur ein lebloses Nebeneinander von Organen wäre.

Immer wieder hört man, dass wir zuviel Eiweiß zu uns nehmen. Aber hier verhält es sich ähnlich wie bei den Fetten und den Kohlenhydraten: neben der Quantität kommt es eben entscheidend auf die Qualität an.

Oft ist die reine Angabe des Eiweiß-Gehalts nicht aussagekräftig, ob es sich bei einem Lebensmittel um einen guten oder schlechten Eiweiß-Lieferanten handelt.

Welcher Eiweiß-Lieferant ist der beste?

Für die Bewertung der Eiweiß-Qualität muss man vielmehr die Kombination von zwei Aspekten berücksichtigen:

1. Wie gut kann das Eiweiß vom Körper verwertet werden?
2. Wie umfassend ist der Gehalt an Aminosäuren und welche Aminosäuren sind enthalten (so genannte „Biologische Wertigkeit")

Zu Punkt 1

Eiweiß-Lieferanten sind oft Nährstoffe, die recht schwer verdaulich sind. Das heißt, unser Magen mit seinem aggressiven Magensaft hat Probleme, die langen Eiweiß-Ketten in kürzere Ketten zu zerlegen. Dies ist zur Aufnahme ins Blut jedoch notwendig. Gelingt dieser Vorgang nicht oder nicht ausreichend, können die Aminosäuren ihre Arbeit im Stoffwechsel nicht aufnehmen. Die im Darm verbleibenden Eiweiß-Reste können außerdem zu einer Darm-Verunreinigung und damit einhergehenden Problemen (z.B. Blähungen, Histamin-Intoleranz und vieles mehr) führen.

Zu Punkt 2

Wie komplex ist der Gehalt an Aminosäuren (biologische Wertigkeit)?

- Sind alle essentielle Aminosäuren enthalten? Diese muss man regelmäßig zuführen, da unser Körper sie nicht selbst herstellen kann. Essentielle Aminosäuren sind: Histidin, Isoleucin, Leucin, Lysin, Methionin, Phenylalanin, Threonin, Tryptophan und Valin.
- Wie hoch ist der Anteil semi-essentieller Aminosäuren, die vom Körper zwar aus selbst hergestellt werden können, die aber unter bestimmten Bedingungen (Krankheit, Sport, erhöhter Bedarf) nicht in ausreichender Menge synthetisiert werden und dann über die Nahrung zugeführt werden müssen. Semiessentielle Aminosäuren sind: Arginin, Cystin, Glutamin und Tyrosin.
- Auch die nicht essentiellen Aminosäuren, die vom Körper aus den essentiellen Aminosäuren hergestellt werden können sollten im Optimalfall enthalten sein. Nicht essentielle Aminosäuren sind Alanin, Asparagin, Cystin, Glutaminsäure, Glycin, Methionin, Prolin, Serin.

Je umfassender nun die Zusammensetzung eines Eiweiß-Lieferanten ist, desto höher seine biologische Wertigkeit.

Beachten Sie: Da die körpereigene Produktion von Aminosäuren allerdings immer eine gute Ausstattung mit Ausgangsstoffen voraussetzt, wird unter bestimmten Bedingungen die Aufnahme aller Aminosäuren empfohlen, z.B. bei Diäten.

Bewertet man nun die Kombination aus Punkt 1 (Verwertbarkeit) und Punkt 2 (Zusammensetzung), erhält man den so genannten „Protein Digestibility Corrected Amino Acid Score" oder „kurz" ☺ „PDCAAS" von Eiweiß-Lieferanten.

Eiweiß-Gehalt, biologische Wertigkeit und der so genannte PDCAAS

Die Rangliste der Eiweiß-Lieferanten bei einer Bewertung gemäß PDCAAS von 0 (schlechtester Wert) bis 100 (bester Wert).

Lebensmittel*	Eiweiß-Gehalt in %	PDCAAS
Molke	11,6	100
Eiweiß	12,0	100
Milch	3,3	100
Huhn	19,9	100
Sojamehl, entölt	40,8	100
Pute	20,2	97
Fisch	18,0	96
Rindfleisch	21,0	92
Schweinelende	21,5	87
Erbsen	6,5	70
Kidney Bohnen	6,9	68
Roggen	8,8	68

Reis	7,2	66
Kartoffeln	2,0	62
Vollkorn-Weizen	10,6	54
Linsen	23,5	52
Mais	8,0	51
Erdnüsse	25,3	25

*Diese Tabelle soll nur einen ungefähren Überblick geben. Unterschiedliche Fisch- oder Fleischsorten können einen unterschiedlichen Eiweißgehalt aufweisen. Die angegebenen Werte sollen nur als Anhaltspunkt dienen!

Erhöhen Sie die biologische Wertigkeit durch die richtige Kombination!

Die biologische Wertigkeit von Eiweiß-Lieferanten kann man dadurch erhöhen, dass man sie zusammen mit anderen Lebensmitteln kombiniert. Gute Kombinationen: Kartoffeln mit Ei oder Quark, Getreide mit Hülsenfrüchten, Fisch mit Reis...

Übrigens: Die Wertigkeit von Eiweiß kann auch dadurch erhöht werden, wenn man es zusammen mit Eigelb isst. Womit wir wohl mit dem Irrglauben aufgeräumt hätten, dass Eier ungesund sind. Ganz im Gegenteil: In Maßen verzehrt (und das gilt eben für fast alle Lebensmittel) sind Eier hervorragende Lieferanten für viele Nährstoffe.

Wie viel Eiweiß braucht man?

Laut DGE benötigt man 0,8 - 1 Gramm Eiweiß pro kg Körpergewicht (also bei 60 kg ca. 60 Gramm Eiweiß). Diese sollten möglichst über den Tag verteilt aufgenommen werden. Wer Probleme mit der Verdauung hat (Säure hilft Eiweiß besser zu verdauen: Zitrone, Apfelessig...). Neueste Untersuchungen zeigen jedoch, dass auch Zufuhrempfehlungen von 1,0 – 1,5 Gramm Eiweiß pro kg Körpergewicht absolut probat sind. Sie müssen also nicht peinlich genau auf jedes Gramm achten!

Wichtig: Ein Großteil der Eiweißzufuhr sollte durch die Ernährung abgedeckt werden. Sogenannte „Diät-" oder „Slim-" Shakes sollten lediglich eine Ergänzung der Zufuhr darstellen und nicht unbedingt als Mahlzeitenersatz genutzt werden. Außerdem „Achtung!" bei der Auswahl eines solchen Produkts. Oft sind in den Rezepturen versteckte Zucker oder Honig enthalten. Völlig widersprüchlich eigentlich, oder? Da haben Sie Recht!

Eiweiß ist ein „Fatburner"

Was aber bedeutet eigentlich dieses viel zitierte Wort des Fatburners? Ganz einfach, ein Fatburner ist ein Stoff, der dazu beiträgt, dass der Fettstoffwechsel in Gang kommt. Hierbei werden z.B. Fette zur „Verbrennung" in die Zelle transportiert.

Warum aber ist Eiweiß ein Fatburner? Ganz einfach: Nehmen wir Eiweiß in Form von Lebensmitteln zu uns, muss der Körper Energie aufbringen, um das „fremde" Eiweiß in körpereigenes Eiweiß umzuwandeln. Das funktioniert natürlich nur bei mageren und gesunden Eiweiß-Lieferanten.

Am Beispiel Fisch sehen wir:
1 Gramm Nahrungseiweiß hat 4 kcal. 25% (also 1 kcal) muss der Körper für die Umwandlung aufwenden. Diese Energie holt er sich u.a. aus den Fettzellen.

Eiweiß verhindert den Muskelabbau

Gerade bei Diäten ist es wichtig, ausreichend Eiweiß in Form von Nahrung aufzunehmen. Wird dem Körper nämlich nicht ausreichend Eiweiß zugeführt, wird Muskelmasse abgebaut und zur Eiweiß-Versorgung verwendet.

Eine Maßnahme unseres Körpers, die natürlich unser Ziel, Fettmasse ab- und Muskelmasse aufzubauen, entgegensteht.

Hier liegt eine der Hauptursachen für den allseits bekannten „Jojo-Effekt" begraben. Sie erinnern sich? Weniger Muskelmasse = weniger Energieverbrauch.

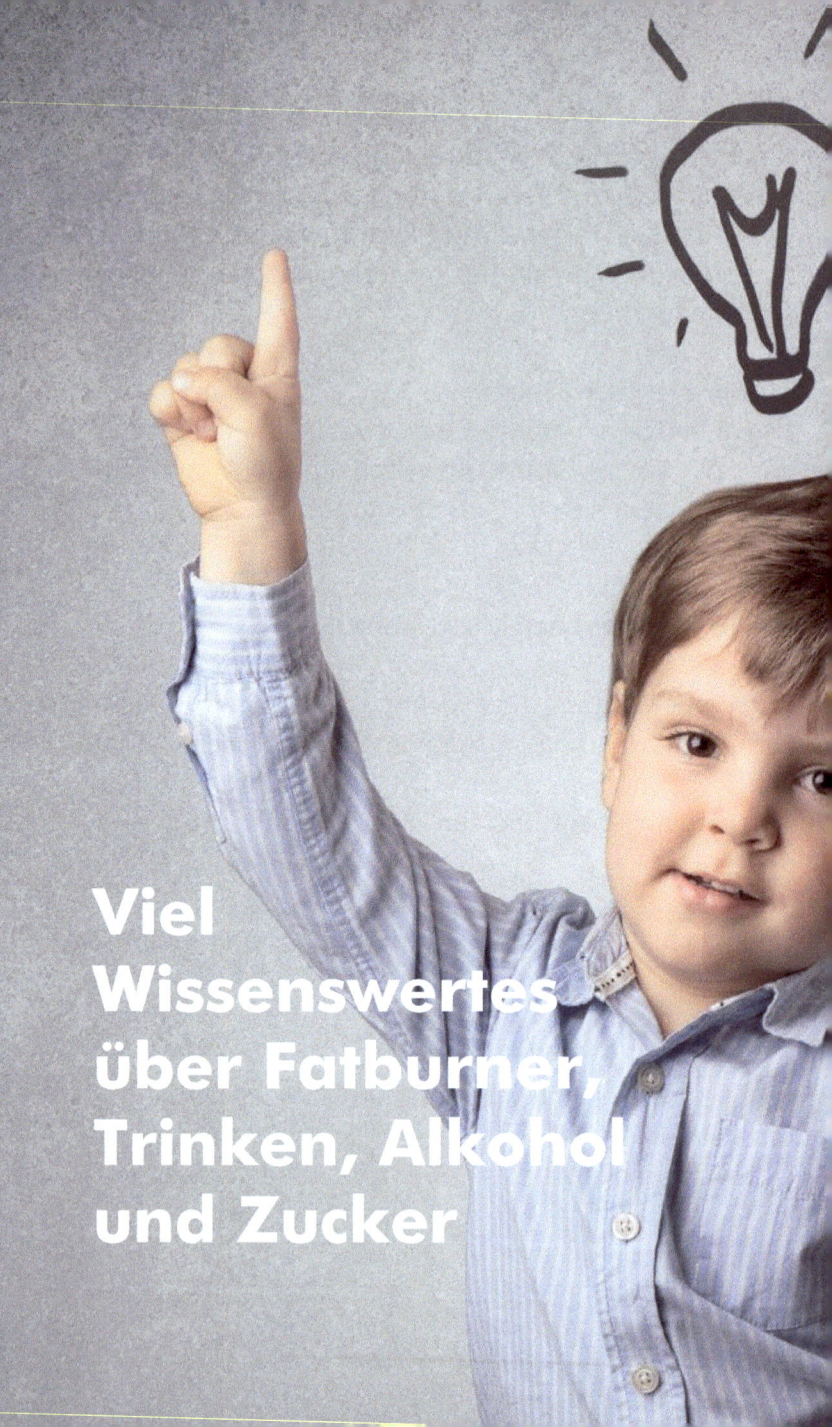

Viel
Wissenswertes
über Fatburner,
Trinken, Alkohol
und Zucker

Viel Wissenswertes über Fatburner, Trinken, Alkohol und Zucker

Der Mythos der „Fatburner"

Die tatsächliche Bedeutung des englischen Wortes „Fatburner" ist der „Fettverbrenner". Fatburner bedeutet, dass irgendetwas die Fettverbrennung anregt. Das heißt, unseren Körper dazu anregt, Fettdepots aufzulösen und die Fette in den aktiven Zellen zu verarbeiten.

Also kann man einen solchen Fatburner in allen möglichen Bereichen des Lebens finden. Dazu gehört natürlich zunächst einmal **Bewegung und sportliche Betätigung.** Aber es gibt auch eine ganze Reihe von Nährstoffen, die in den Bereich der Fatburner gehören.

Fatburner-Nährstoffe oder –Lebensmittel sind z.B.:
- Gutes Eiweiß
- Gute Fette
- Obst
- Apfelessig
- Vitamin C
- Vitamin B3 und B6
- Zink
- Chrom
- Selen
- Magnesium
- Carnitin

Trinken

Natürlich spielt der Wasserhaushalt in unserem Körper eine besonders wichtige Rolle. Fast alle Körperfunktionen sind davon abhängig, dass dem Körper ausreichend Flüssigkeit zugeführt wird. Und das sind 2-3 Liter Wasser pro Tag.

Viele Leute trinken zu wenig und wissen das auch. Aber überlegen Sie mal, wie viel weniger schlimm es ist, sich zum Trinken zu zwingen, als unter all den Problemen zu leiden, die Folge einer zu geringen Flüssigkeitszufuhr sind:

- Kopfschmerzen
- Ödeme (dicke Beine, Finger, Arme...)
- Nierenprobleme
- Schlechte Verdauung
  ... Um nur einige wenige zu nennen!

Also Trinken ist wichtig. Empfehlenswert sind Wasser, Kräuter- oder Früchtetees, Frucht- und Gemüsesäfte.

Wer gerne Kaffee trinkt, sollte wissen: Kaffee gilt im ernährungsmedizinischen Sinne nicht als Flüssigkeit. Im Gegenteil: Pro Tasse Kaffee sollte man mindestens 1 Glas Wasser zusätzlich trinken.
Für die Diät (und den Alltag) hat es einen weiteren Vorteil, wenn man viel trinkt. Die Flüssigkeit füllt den Magen und das führt zu einem Sättigungsgefühl.

Getränke, die besonders empfehlenswert sind:
- Wasser (möglichst mit Zitrone)
- Frucht- und Kräutertees
- Fruchtsäfte (jedoch nicht zu viel aufgrund des Fruchtzuckers)
- Gemüsesäfte

Weniger empfehlenswert, aber noch keine Sünde:
- Light-Getränke
- Kaffee
- Fruchtsäfte mit Süßstoff
- Fitness-Getränke ohne Zuckerzusatz

Und das gehört dann schon zu den Sünden:
- Colagetränke
- Limonade
- Fitness-Getränke
- Kakao mit Sahne und Zucker

Informationen zu alkoholischen Getränken finden Sie unter dem Thema „Alkohol".

Ein paar Worte zum Thema Alkohol

„Alkohol macht dick" – auch wieder so einer von den Sprüchen, für die man sich eigentlich im Alltag nicht viel kaufen kann.

Grundsätzlich richtig ist, dass alkoholische Getränke in größeren Mengen genossen, nicht gerade gut für den Körper und die Figur sind. Das ist klar. Denn Alkohol wird ja durch die Gärung von Zucker gewonnen. Also steckt wieder mal der „böse Zucker" hinter dem Problem.

Am ungünstigsten sind:
- Bier (dabei ist herbes Bier – also z.B. Pils – schlechter als süßliches Bier – wie z.B. Export)
- Liköre
- Schnäpse
- Süßer Wein (Spätlese, Auslese...)

Eher empfehlenswert sind:
- Trockener Rot- oder Weißwein

Davon kann man ein Gläschen täglich zum Essen sogar durchaus empfehlen.

Wichtig: Trinken Sie Alkohol möglichst zum Essen. Dann vermischt er sich mit dem Speisebrei und wird nicht sofort als Zucker ins Blut eingebaut.
Und noch eine interessante Geschichte:
Ist Ihnen schon mal aufgefallen, dass man an Tagen nach besonders hohem Alkohol-Genuss extrem viel Lust auf Kohlenhydrate hat. Auch das hängt mit dem Insulin-Spiegel zusammen. Denn die massive Aufnahme von Alkohol (also Zucker) treibt den Insulin-Spiegel extrem

nach oben. Die Folge: Der Blutzuckerspiegel sinkt drastisch ab.

Und was passiert: Es geht Ihnen nicht gut (weil die Organe schlecht versorgt sind) und Ihr Körper schreit nach Zucker, um die Unterzuckerung zu stoppen.
Alkoholiker leiden deshalb häufig unter Unterzuckerung!

Süßstoffe

Einige Untersuchungen haben dargelegt, dass Süßstoff nicht nur ungesund ist und zu Wassereinlagerungen führen kann, sondern unter Umständen auch den Insulinspiegel anhebt. So wurde nachgewiesen, dass jeder süße Geschmack (also auch Süßstoff), den wir auf der Zunge schmecken, bereits 2 Minuten später einen Insulin-Pique (sprich „piek" - Anstieg des Insulinspiegels) auslöst. Zu einem Zeitpunkt also, zu dem dieser Stoff unmöglich im Blut angelangt sein kann. Die Zunge gibt also als Geschmacksorgan schon mal einen Hinweis, dass da Glukose zu erwarten ist, die verarbeitet werden muss.

Wurde der Insulin-Anstieg nun tatsächlich durch irgendeinen „echten" Zucker ausgelöst, steht bereits Insulin bereit, um gleich mit der Verarbeitung der Glukose zu beginnen. Haben wir aber statt Zucker Süßstoff zu uns genommen, läuft das Insulin sozusagen ins Leere und beginnt nach einiger Zeit, nach Glukose zu schreien. Die Folge: Wir bekommen Heißhunger.

So haben Langzeitstudien mit Abnehmwilligen gezeigt, dass die Probanden, die überwiegend mit Hilfe von Süßstoff abgenommen haben, nach der „Diät" schneller und mehr zugenommen haben, als die Probanden, die mit maßvollen Mengen an Zucker gearbeitet haben.

Also: Süßstoff in kleinen Mengen ist ok. Keine mit Süßstoff versetzten Lebensmittel wie Joghurt ohne Zucker o.ä.!
Weitere Informationen finden Sie auf den letzten Seiten.

Zucker in Lebensmitteln

Bei der Auswahl Ihrer Lebensmittel sollten Sie beachten, dass viele scheinbar gesunde Lebensmittel mit Zucker verarbeitet werden (übrigens auch sehr viele Nahrungsergänzungsmittel). So enthalten sehr viele Vollkornbrot-Sorten an dieser Stelle fragwürdige Zucker (z.B. Glukosesirup), damit sie schön dunkel werden. Vollkornbrot kann komplett ohne Sirup verarbeitet werden. Bitte achten Sie bei der Auswahl darauf. Und lassen Sie sich nicht von dem Wort ‚Bio' irritieren. Auch viele Bio-Brote enthalten verschiedene Sirup-Sorten.

„Zuckerfreie" Lebensmittel, auch wenn sie die Aufschrift „ohne Zucker" tragen, sind nicht immer vollkommen frei von Zucker und zudem häufig mit Fett versetzt, damit das Produkt auch ja schmackhaft für den Verbraucher bleibt. Denn Zucker ist nicht zuletzt auch ein Geschmacksstoff vieler Fertiglebensmittel.

Wenigstens ein bisschen mehr Bewegung

Als Fatburner und Fitmacher Nr. 1 steht natürlich Bewegung ganz vorne im Programm. Empfohlen werden viele hervorragende und wirksame Sportarten: Vom Powerwalking über Trampolin-Springen oder Laufen, Walking, Fitness-Studio, Fatburner-Gymnastik für zu Hause, und, und, und... Genaue Informationen finden Sie dazu in vielen Fitness-Büchern, Zeitschriften etc.

Alles tolle Ideen und wer unter all diesen Dingen etwas gefunden hat, was dauerhaft für ihn passt, der kann sich wirklich glücklich schätzen. Und der wird mit der Umsetzung des Diät-Alltags sicher auch am wenigsten Probleme haben.

Sie merken schon, wichtig sind der Spaß und – wieder einmal – die Umsetzbarkeit. Denn es ist natürlich von Anfangserfolg gekrönt, wenn man täglich mindestens eine halbe Stunde im Abstellraum Luftsprünge auf dem

Trampolin vollzieht oder sich täglich eine Stunde mit Gleichgesinnten zum Power-Walking trifft. Wirklich Sinn macht es nur dann, wenn Sie sich eine Möglichkeit ausgesucht haben, die in Ihren Alltag passt.

Denn nicht jeder hat neben Job, Kindern, Essenkochen, Hin- und Herfahren, Wäschewaschen, Bügeln und, und, und noch Zeit, regelmäßig irgendeiner Sport- oder Bewegungsart zu frönen.

Deshalb einige Tipps, die Ihnen vielleicht weiterhelfen können:

- Wenigstens während der ersten 4 Wochen sollten Sie vermehrt Sport treiben. Überlegen Sie dabei mal, welcher Sport oder welche Bewegungsart Ihnen am ehesten liegt. Was haben Sie z.B. früher als Kind oder Jugendlicher im Sportunterricht am meisten gemocht. Ballsport-Arten, vielleicht Seilspringen oder Gymnastik. Vielleicht wollten Sie immer schon mal mit dem Reiten, dem Tennis oder Tanzen anfangen. Haben Sie früher nicht immer so gern im Garten gearbeitet? Oder Sie suchen sich einen Hund aus dem Tierheim, dem Sie, immer wenn Sie Zeit haben, einen Spaziergang schenken. Sind Sie kreativ und gönnen Sie sich den Spaß!
- **Denn für Sie ist nicht besonders wichtig, welcher Sport aus sportmedizinischer Sicht der beste ist. Der Sport oder die Bewegung muss Ihnen Spaß machen!**

- Suchen Sie sich danach irgendeinen oder mehrere feste Termine, bei denen Sie unproblematisch Sport betreiben können.
- Wichtig: Stellen Sie sich irgendein Fitness-Gerät ins Wohnzimmer, in die Küche oder einen Raum, in dem man sich gemeinsam aufhält (auf keinen Fall ins Wäschezimmer, das Schlafzimmer oder den Abstellraum)
- Was halten Sie z.B. von *dieser* Idee? Sicher haben Sie doch irgendeine Zeitschrift, die Sie regelmäßig lesen oder Fernsehsendung oder –serie, die Sie regelmäßig anschauen. Mit diesem Trick können Sie sich selbst überlisten: Dazu eignet sich ein Fitness-Rad am besten: Setzen Sie sich aufs Rad und lesen Sie oder schauen Sie sich Ihre Lieblings-Serie an. So haben Sie mehrere Fliegen mit einer Klatsche geschlagen. Und noch eins: Es ist nicht entscheidend, dass Sie Höchstleistungen in Sachen Geschwindigkeit oder Belastung erbringen. Lassen Sie's langsam angehen. Wichtig ist die Dauer und Regelmäßigkeit: Fahren sie mindestens 20-30 Minuten, um den Fettabbau ordentlich anzukurbeln.
- Versuchen Sie möglichst viel Wege zu Fuß zu machen.
- Gewöhnen Sie sich an, sich während der Alltagsbeschäftigungen bewusster zu bewegen. Gehen Sie Treppen schneller und mit mehr Einsatz der Wadenmuskulatur (Ferse hinten überstehen lassen, nach unten durchtreten und dann nach oben an-

spannen), wippen Sie beim Essenkochen oder Bügeln mit den Füßen (verlagern Sie Ihr Gewicht immer wieder vom ganzen Fuß auf die Zehenspitzen). Pumpen Sie intensiv mit Ihren Händen (Faust intensiv öffnen und schließen), wenn Sie gerade mal Ihre Hände nicht brauchen. All' das regt die Durchblutung und Entschlackung enorm an. Vielleicht nicht gerade das Fitness-Programm an sich. Aber auf jeden Fall besser als gar nichts!

- Und zu guter Letzt: Suchen Sie sich Mitstreiter! Mit Gleichgesinnten macht alles mehr Spaß. Am besten ist es natürlich, wenn Sie ein Familienmitglied überzeugen können (vielleicht sogar Ihren Partner!?), gemeinsame Unternehmungen, Rezepte und Erfahrungen austauschen, Erfolge - oder vielleicht auch mal einen Misserfolg – teilen. Im Team geht alles leichter.

Wichtig: Ca. 3 - 4 Stunden vor dem Training oder vor der Bewegung keine oder nur sehr wenige Kohlenhydrate.
Denn wer Insulin im Blut hat, kann zwar sein Herz-Kreislauf-System stärken und Muskeln aufbauen. Aber Sie wissen ja: An die Fettreserven kommen wir mit Insulin im Blut nur bedingt heran - und da wollen wir doch hin. Wer gerne vorm Sport etwas essen will: Erlaubt sind Walnüsse, Milchprodukte (natürlich ohne Zucker), ein Stück Schinken oder Käse. Aber eben keine Kohlenhydrate.

Schlank über Nacht! Gibt's das?

Wie so oft haben wir's mal wieder mit einer faustdicken Übertreibung zu tun, die allerdings auf einem wissenschaftlich fundierten Hintergrund beruht.

Warum gibt es die Behauptung, dass man über Nacht schlank werden kann und was hat es damit auf sich, dass man abends möglichst keine Kohlenhydrate mehr essen soll?

Auch das hat wieder mit unserem Wunderhormon, dem Insulin zu tun. Denn wer nach 18.00h keine Kohlenhydrate mehr isst, hat ab 22.00h kein Insulin mehr im Blut.

Das ermöglicht unserem Körper die Produktion von Junghormonen, die

- nur nachts produziert werden können
- nur produziert werden können, wenn kein Insulin im Blut ist!

Und diese Junghormone haben einen immensen Einfluss auf unsere Gesundheit, unser Aussehen und unsere Gewichtsverteilung.

Diese Junghormone machen fit, unterstützen den Aufbau von Muskulatur und den Abbau von Fettmasse. Sie festigen das Bindegewebe und die Haut und bringen uns eben ein bisschen *der* Fähigkeiten zurück, die die Jugend ausmachen.

Zudem hat natürlich unser Lieblings-Schlank-Hormon Glukagon, die Chance, eine ganze Nacht lang Fettzellen zu leeren.

Meist kann man schon am nächsten Morgen feststellen, dass man nicht nur „besser drauf ist". Auch die Haut sieht besser aus und ist straffer!

Zucker am Abend kann außerdem unseren inneren Rhythmus und somit die Schlafqualität deutlich beeinflussen. Wir schlafen später ein und schlechter durch.

Soweit also zum Thema „Schlank im Schlaf"!

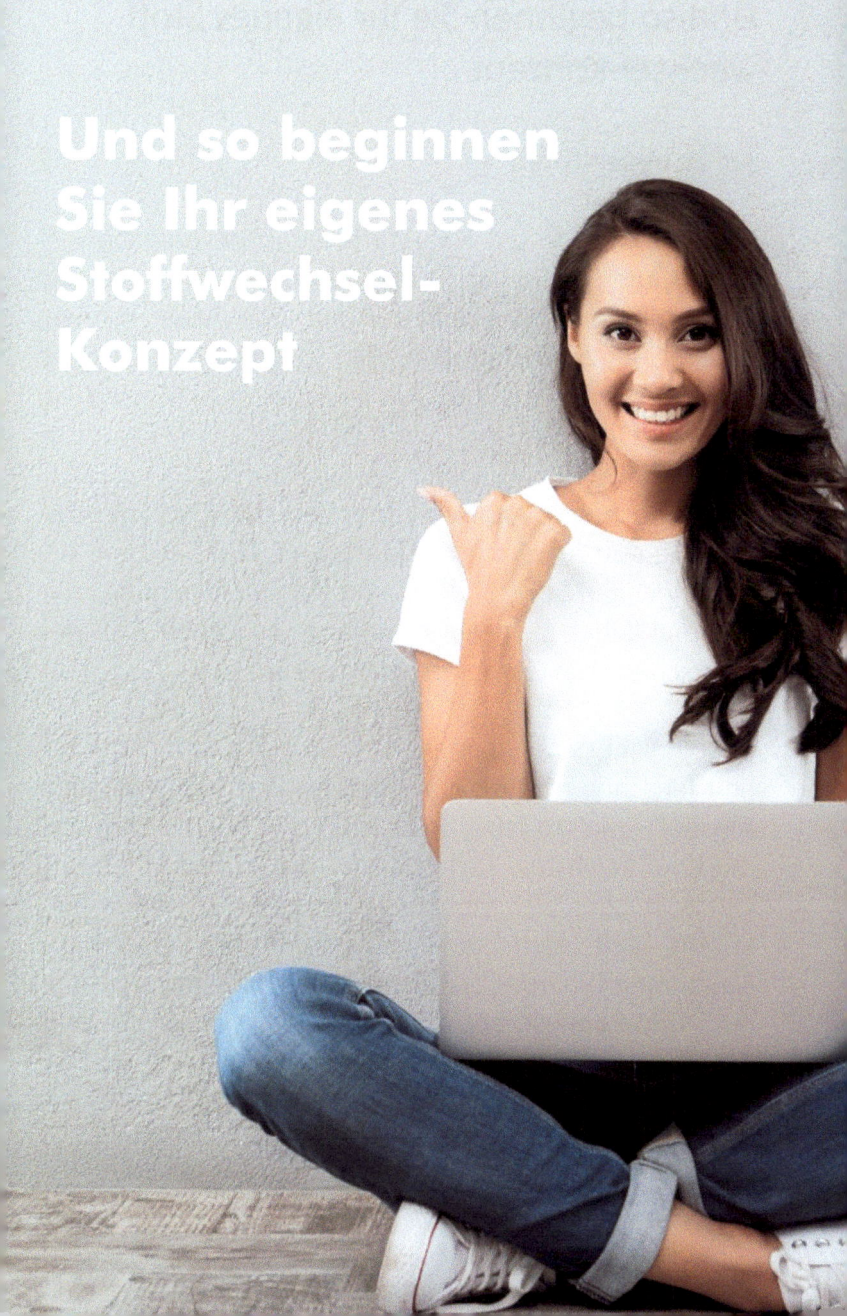

Und so beginnen Sie Ihr eigenes Stoffwechsel-Konzept

Und so beginnen Sie Ihr eigenes Stoff-wechsel-Konzept

Auf zu neuen Ufern

So – das Wissen um Nährstoffe und ihre Aufgaben im Körper, um Bewegung, Trinken und ein paar Tricks, wie Sie Ihren inneren Schweinehund überlisten können, haben Sie jetzt zusammen. Hier gibt's also jetzt keine Hindernisse mehr. Wer also wirklich entschlossen ist, kann jetzt loslegen!

Es soll doch eine Art Neuanfang sein. Weg von den engen Klamotten, dem fürchterlichen Blick in den unbarmherzigen Spiegel. Weg von der Entscheidung, zurzeit mal lieber nicht auf die Waage zu gehen und weg vom schlechten Gewissen beim Essen.

Es soll nicht der Neuanfang sein, der uns zu einem neuen Menschen macht. Mit neuen Idealen, wie „Nie mehr Alkohol", „Feiern ist schrecklich", „Nie wieder Schnitzel mit Pommes frites, Torte oder all die schrecklichen Dinge" oder „nur wer morgens nach dem Aufstehen eine Stunde läuft, kann wirklich glücklich sein". Nicht der Neuanfang hin zum Naturmenschen, der nur von Körnern und Rohkost lebt und stundenlang durch die Wälder streift.

Entschuldigen Sie die leichte Übertreibung, aber ist dieses Schwarz-Weiß-Denken nicht wirklich das, was einen oft abhält, überhaupt mit irgendeiner Umstellung zu beginnen, weil man so etwas ohnehin nicht über längere Zeit durchhalten kann.

Unser „Aufbruch zu neuen Ufern" soll es uns vielmehr ermöglichen, zuerst einmal ein paar Pfunde – auf vernünftige Weise – zu verlieren. Um dann eigenverantwortlich mit unserem Gewicht umgehen zu können.

Und vergessen Sie nicht: Ein gewisser Verzicht ist nötig, aber die Ernährung nach unserem Konzept beinhaltet durchaus viele leckere Lebensmittel. Finden Sie heraus, welche der guten Lebensmitteln Ihnen besonders gut schmecken und bauen Sie diese regelmäßig in Ihren Essensplan ein!

Aber für den Anfang muss man seinen Körper nun mal umstellen!

Suchen Sie sich also für den Beginn Ihrer Diät möglichst einen Tag aus, an dem es voraussichtlich nicht zu besonders viel Stress oder zu anderen Katastrophen kommen wird. Häufig beginnt man montags, wo doch jeder von uns weiß, dass Montag meist nicht gerade der meistgeliebte Tag der Woche ist. Man kommt – nach einem gemütlichen Wochenende – wieder an den Arbeitsplatz zurück, muss wieder in die Schule... Es gibt so viele Gründe, warum Montag nicht gerade ideal ist, zu „neuen Ufern aufzubrechen".

Vielleicht haben Sie auch noch einen oder zwei Urlaubstage, die Sie für den Beginn der Diät verwenden können. Manche mögen's aber lieber, wenn Sie an diesen Tagen besonders viel zu tun haben. **Wie Sie den Tag planen, bleibt Ihnen überlassen, wichtig ist nur, dass die Planung zu Ihnen passt"**

Planen macht Spaß

- Bestücken Sie vor Beginn der Diät Ihren Vorrats-Schrank mit Lebensmitteln mit niedrigem Glyx-Wert, guten Fett und Eiweiß-Lieferanten. Wie gefährlich wäre es doch, wenn Sie schon am ersten Tag beim Blick in den Kühlschrank oder Schrank nur Leberwurst und Salami, Kuchen und Schokolade angrinsen würden.
- Klären Sie schon vorher ab, welche Form der Bewegung für Sie die beste ist. Beginnen Sie vielleicht an diesem Tag mit ihrem langersehnten Tanzkurs oder mit dem Spaziergang mit dem Tierheim-Hündchen. Falls möglich, stellen Sie sich zu Hause das Fitness-Gerät bereit, für das Sie sich entschieden haben (siehe „Bewegung").

- Planen Sie Ihre Tage für eine ganze Woche. Und überlegen Sie sich schon vorher, was sie an welchem Tag gerne essen würden. Und wann welche Mahlzeit für Sie passend ist. Also: Wenn Sie am Mittwoch um 18.00 zum Tanz-Training wollen, haben Sie da natürlich keine Zeit, sich abends eine großartige Mahlzeit zuzubereiten!
- Einen mehrseitigen Planungsbogen für Ihre persönliche Planung finden Sie am Ende dieses Buches.

So beginnen Sie die Diät

Welche Sie wählen, hängt wieder von Ihrer Person ab.

Möglichkeit 1:

Sie wählen die „brutale" Methode und essen bis zu 3 Tage lang nur Suppe. Dazu können Sie jede Form von Brühe wählen, am besten ist natürlich Gemüsesuppe mit Gemüsebeilage oder ähnliches. Natürlich keine gebundenen Suppen! Vergessen Sie nicht, dabei viel zu trinken. Jede Stunde ein Glas Wasser – möglichst mit Zitrone. Erlaubt sind Gemüsesäfte (nicht rote Beete oder Karotten), ungesüßte Früchte- und Kräuter-Tees. Wer das geschafft hat, hat den größten Teil der Wegstrecke schon geschafft. Denn der „Teufelskreis der Hormone ist durchbrochen" – der Weg zu neuen Ufern frei.

Danach beginnen Sie mit der normalen Diät. Dabei essen Sie täglich 3-5 Mahlzeiten, die ausschließlich aus Lebensmitteln mit niedrigem Glyx-Wert, guten Fetten und Eiweiß bestehen. Achten Sie darauf, dass zwischen kohlenhydrathaltigen Mahlzeiten immer mindestens 5 Stunden liegen.

Möglichkeit 2:
Sie wählen die weniger „brutale" Methode und beginnen gleich mit einer normalen Diät-Ernährung (3-5 Mahlzeiten), bei der Sie allerdings nur Lebensmittel mit niedrigem Glyx-Wert, guten Fetten und Eiweiß als Grundlage wählen. So dauert es vielleicht etwas länger, bis man den „Teufelskreis der Hormone" durchbricht – für viele ist es aber einfacher.

Ihre persönliche Diät
In unserer Beschreibung unterscheiden wir ganz gezielt zwischen

- Diät und
- Alltag.

Was hier – unter dem Begriff Diät beschrieben wird – bezieht sich ausschließlich auf die Zeit der „heißen Ernährungsumstellung", die den Weg für eine neue Basis (Gewichts- und Fett-Basis) schaffen soll. Diese Phase sollte über einen Zeitraum von mindestens 4 Wochen durchgehalten werden, bevor der Alltag beginnt.

Welche Nährstoffe zu welcher Tageszeit?

- Beginnen Sie morgens mit einer Mahlzeit, die sowohl gutes Eiweiß, als auch gute Kohlenhydrate enthält (z.B. Vollkorn-Haferflocken mit Beeren und Joghurt).
- Das Mittagessen ist dazu da, den Kohlenhydrat-Haushalt aufzufüllen. Nudeln, Reis oder Kartoffeln sollten da nicht fehlen (natürlich in Maßen).
- Abends sollten Sie möglichst (zumindest nach 18.00 h) ganz auf Kohlenhydrate verzichten. „Leichter gesagt, als getan", werden Sie sagen, „das Abendessen ist unsere einzige gemeinsame Mahlzeit. Wenn da nichts Vernünftiges auf den Tisch kommt, können Sie das demnächst in der Bild-Zeitung lesen. Mit der Schlagzeile „Hungrige Familie erschlägt Mutter. Schlankheitswahn hat sie besiegt"." Aber Spaß beiseite. Wenn das Abendessen Ihre gemeinsame Mahlzeit ist, dann verzichten **Sie** eben auf die Beilagen. Keine Angst — nicht für immer! Sondern nur für diese lächerlichen vier Wochen — das wird doch wohl zu schaffen sein, oder?

Die wichtigsten Grundregeln, die man während der Diät unbedingt beachten sollte.

1. Verzichten Sie komplett auf Fertiggerichte o.ä.
2. Essen Sie möglichst viel Fisch
3. Achten Sie darauf, dass Sie sowohl Kohlenhydrate, Fette und Eiweiß auf Ihrem Speiseplan stehen haben (natürlich nur die von der guten Sorte!)
4. Mischen Sie möglichst Fit-Fette und Eiweiß mit guten Kohlenhydraten
5. Trinken Sie möglichst stündlich ein Glas Wasser – am besten mit Zitrone
6. Verzichten Sie während der Diät möglichst ganz auf Alkohol (notfalls ist ein Glas trockener Weiß- oder Rotwein zum Essen erlaubt).
7. Früchte (vor allem die heimischen – z.B. Äpfel) sind als Zwischenmahlzeit erlaubt. Besser sind kohlenhydratfreie Zwischenmahlzeiten, wie Gemüse, Joghurt, Nüsse etc.
8. Essen Sie nach 18.00 Uhr möglichst keine Kohlenhydrate mehr, auf keinen Fall aber Kohlenhydrate mit mittlerem oder hohem Glyx-Wert.
9. Essen Sie vor dem Essen möglichst Salat mit Olivenöl, das macht satt und versorgt mit wichtigen Mikronährstoffen
10. Süßen Sie während der Diät möglichst nicht mit Zucker, sondern mit Honig, Apfel-, Birnen- oder Agavendicksaft oder Ahornsirup. Reiner Fruchtzucker hat zwar weniger hohe Glyx-Werte als zum Bespiel

Weißbrot. Trotzdem sollten Sie während der Diät möglichst oft darauf verzichten. Süßstoff in geringem Maße (1 oder 2 Stückchen pro Tag im Kaffee oder Tee) ist okay.

11. Verzichten Sie unbedingt auf alle Soft-Getränke, wie Limo, Cola etc. Wenn überhaupt greifen Sie auf Light-Getränke ohne Zucker zurück!

12. Gegen Kaffee ist **in Maßen** nichts einzuwenden. Das Koffein kurbelt die Verbrennung an. Aber bitte beachten Sie: Pro Tasse Kaffee mindestens 1 Glas Wasser trinken. Und Kaffee gilt im ernährungsmedizinischen Sinne nicht als Getränk.

13. Nutzen Sie die „Fatburner"-Eigenschaften von Gewürzen, Kräutern und Mikronährstoffen wie L-Carnitin oder Chili

14. Denken Sie an Ihre Bewegung!

Und was ist, wenn man doch mal ins Restaurant geht oder in der Kantine isst. Kein Problem. Berücksichtigen Sie einfach dieselben Regeln, die Sie auch zu Hause berücksichtigen. Viel Wasser trinken (lassen Sie sich das Wasser möglichst mit Zitrone servieren). Genießen Sie vor dem Essen einen Salat mit Olivenöl (vielleicht einen mit Nüssen). Danach können Sie einen Fisch oder helles Fleisch essen. Zum Beispiel mit Natur-Reis oder – möglichst – Vollkorn-Teigwaren oder Gemüse. Auf dicke Soßen müssen Sie natürlich verzichten.

Und noch ein Tipp: Nutzen Sie die vier Wochen, auch etwas für Ihre Schönheit zu tun. Regelmäßige Pflege baut Sie auf. Es macht immer mehr Spaß, schlank und fit auszusehen.

Wie viel und wie schnell können Sie mit unserem Stoffwechsel-Konzept abnehmen?

Wie viel man während der Diät abnehmen kann, hängt von vielen Faktoren ab:

- Wie lange kämpfen Sie schon mit Ihrem Übergewicht?
- Wie hoch ist Ihr Fettanteil im Körper?
- Wie gut funktioniert Ihr Stoffwechsel?
- Wie stark und wie lange sind Sie schon vom „Teufelskreis der Hormone" betroffen?
- Wie intensiv halten Sie es mit Sport oder Bewegung?
- Wie akkurat halten Sie sich an die Vorgaben?

Allerdings sind 1-2 Kilo pro Woche keine Seltenheit. Und bedenken Sie: Es ist ja nur der Beginn des Weges. Denn wenn Sie sich weiterhin – mit allen Kniffen und Tricks – an das neu Gelernte halten, werden die Pfunde im Alltag nach und nach weiter purzeln, vor allem aber die „Fett-Pfunde".

Hier gilt es zu beachten: Zum Anfang der Diät können ein paar Kilo weniger auf einen Wasserverlust zurückzuführen sein. Ein angenehmer Nebeneffekt, der jedoch das anfängliche Bild etwas verfälschen kann. Halten Sie daher Ihren Körperfettanteil im Auge.

Was haben Sie nun mit Ihrem 4-wöchigen Einsatz erreicht?

- Der Fettanteil Ihres Körper ist reduziert
- Der „Teufelskreis der Hormone", die dick und hungrig machen, ist gebrochen.
- Sie haben den Weg frei gemacht, für Schlank-, Jung- und Satthormone
- Ihr Kalorienverbrauch ist erhöht (durch mehr Muskel- und weniger Fettmasse). Dadurch können Sie das erreichte Gewicht leichter und länger halten
- Ihre Figur ist fester, Problemstellen sind vielleicht schon sichtbar weniger geworden.
- Vielleicht können Sie wieder – längst vergessene – Lieblingsklamotten anziehen oder haben die geliebte kleinere Kleidergröße wieder errungen.

Ihr persönlicher Alltag

Ein ganz wichtiger Aspekt des persönlichen Glücks ist natürlich die Zeit nach der Diät, nämlich der Alltag.

Denn mit Abschluss der heißen Phase der Ernährungsumstellung ist natürlich der Umbau in Ihrem Körper längst nicht beendet. Sie haben jetzt alle Möglichkeiten, ohne Verzicht den Umbau Ihres Körpers immer weiter zu vervollständigen (immer weniger Fettmasse, festere Figur, schönere Haut und festeres Bindegewebe).

Auf keinen Fall aber kann dieser Alltag bedeuten: Verzicht auf ewig. Er sollte vielmehr bedeuten: Bewusster mit sog. Ernährungssünden umgehen. Und um diese Hürde zu meistern, haben wir jetzt schon eine Menge gelernt und geleistet – einige Tipps werden noch folgen.

Was kann man also gegen solche Ernährungssünden tun:
- Zuerst muss man einmal wissen, was die Ernährungssünden eigentlich sind, aber das können Sie ja mittlerweile wahrscheinlich in- und auswendig.
- Wichtig ist auch zu wissen, was passiert eigentlich, wenn man beim Essen sündigt.
- Und was kann man als Gegenmaßnahme tun, wenn man mal gesündigt hat.

Was Ernährungssünden sind, haben wir schon gelernt und wir wissen nun auch, welche Lebensmittel welche Auswirkungen auf unseren Fetthaushalt und unsere Gesundheit haben.

Sie sind also nun durchaus in der Lage, Ihre tägliche Ernährung so anzupassen, dass Sie nicht aus reinem Unwissen Lebensmittel zu sich nehmen, die Ihnen mehr schaden als nützen.

- Planen Sie also Ihren normalen Alltag ein bisschen um und verzichten Sie – **immer dort, wo es kein großes Problem ist**_- auf Lebensmittel mit hohem Glyx, Fett-Fette und „schlechtes" Eiweiß.
- Genießen Sie Ihre Ernährungssünden bewusst und ohne Reue. Und lassen Sie einfach einen Tag mit besonders guter Ernährung auf einen Tag der Sünde folgen (oder auch mehrere Tage)
- Im Urlaub oder während der Feiertage kann man zwischendurch immer mal auf gute Lebensmittel zurückgreifen, um den „Teufelskreis der Hormone" nicht wieder komplett ins Rollen zu bringen.
- Greifen Sie zu den alten Tricks, um immer mal wieder an etwas Bewegung zu kommen
- Beginnen Sie erneut mit 4 Wochen Diät, wenn das ganze Mal wieder komplett aus dem Ruder gelaufen ist.

Der normale Tag: So viel Kohlenhydrate, Eiweiß und Fette braucht man

Natürlich wollen wir nicht alle gleich Ernährungsberater werden, aber es gibt eine Reihe von Basiswerten, die man wissen sollte, damit man seine Ernährung richtig zusammenstellen kann.

Dazu gehört das richtige Verhältnis zwischen Kohlenhydraten, Eiweiß und Fett.

So sollte jeder ca. 1-1,5 Gramm Eiweiß (natürlich möglichst „gutes") pro Kilo Körpergewicht zu sich nehmen. Das bedeutet: Bei einem Körpergewicht von 60 kg benötigen Sie ca. 60 bis 90 Gramm Eiweiß täglich.

Den Rest können Sie sich dann ausrechnen. Denn als Faustregel können Sie sich Folgendes merken:
- 50 % Kohlenhydrate
- 30 % Eiweiß
- 20 % Fett

Diese Angaben hängen natürlich von der Person ab. Personen, die größer sind, sich mehr bewegen oder körperliche Arbeit verrichten, benötigen natürlich mehr als solche, die kleiner sind, sich weniger bewegen und/oder einer sitzenden Tätigkeit nachgehen.

In den beigefügten Tabellen finden Sie nicht nur Glyx-Werte, sondern auch Kohlenhydrat-, Fett- und Eiweiß-Gehalt von Lebensmitteln.

Wer diese Werte beachtet und sich für „gute" Lebensmittel entscheidet, kann das lästige Kalorienzählen schnell vergessen.

Kalorienzählen? Nein danke!

Ich hab' es schon ganz zu Anfang des Buches betont. Ich halte nichts vom Zählen. Denn wer beim Essen „mitzählt", kann sich dabei nie normal verhalten. Egal ob man Kalorien, den Fettanteil von Lebensmitteln zählt oder den genauen Wert des Glykämischen Index ausrechnen möchte. Das geht vielleicht ein paar Tage, möglicherweise sogar ein paar Wochen gut. Irgendwann ist man des Zählens leid, man möchte sich endlich mal wieder „frei bewegen". Und spätestens dann ist der Weg zum Jojo-Effekt wieder geebnet!

Essen Sie normal. Und das bedeutet nicht: „Entweder ich habe Hunger oder mir ist schlecht". Es bedeutet vielmehr: „Hat super geschmeckt und ich bin jetzt satt!"

Hören Sie in sich hinein und lassen Sie sich nicht von irgendwelchen Gelüsten „über den Tisch ziehen". Essen Sie nur soviel, bis Sie gerade so satt sind. Wenn die Ernährung stimmt, dann wird das Sättigungsgefühl in Minuten nach dem Essen noch stärker.

Also: Hören Sie mit dem Zählen auf. Essen Sie nur soviel, bis Sie satt sind. Sie werden sehen: Das klappt phantastisch! Vorausgesetzt, Sie halten sich an unsere gemeinsamen Regeln.

Ganz einfach: Kochen und Essen nach unserem Konzept

Häufig wird behauptet, die Ernährung nach einem solchen Konzept sei besonders zeitaufwendig, da man viel kochen muss. Das stimmt nicht! Wie schnell hat man z.B. ein Stück Lachs gebraten, ein wenig Brokkoli (vielleicht den tiefgekühlten) gewärmt und das ganze mit einem guten Stück Vollkornbrot auf den Teller gebracht! Mein Lieblingsrezept zum Mittagessen z.B. geht schnell, ist gesund, macht satt und schmeckt meiner ganzen Familie. Ich benutze dazu eine Pfanne, in der ich Zwiebeln, Paprika, Tomaten und zuletzt Oliven (möglichst die mit den Mandeln) dünste. Das Ganze würze ich mit italienischen Gewürzen. Dazu gibt's Vollweizen-Spaghetti, al dente gekocht, oder Vollkornbrot oder oder.

Abends schmeckt mir eine Scheibe Vollkornbrot mit ein wenig Butter, einem gekochten Ei, Tomaten und Kresse drauf. So kann sich jeder, der damit kreativ umgehen mag, schnell ein leckeres Essen zubereiten.

Wer's gerne aufwendiger mag oder lieber nach Rezept kocht: Es gibt eine Unmenge von Glyx-Kochbüchern im Fachhandel. Die kann man super verwenden!

Setzen Sie Kräuter und Gewürze gezielt ein!

Die meisten Kräuter und Gewürze, die wir beim Kochen mehr oder weniger gern einsetzen, haben einen wichtigen Einfluss auf unseren Organismus. Hier finden Sie eine Auflistung, welche Kräuter oder Gewürze Sie zu welchem Zweck am besten einsetzen.
Wenn Sie das mit Ihren Vorlieben kombinieren (wenn Sie z.B. besonders gern Schnittlauch essen), dann können Sie für Ihr Diät-Vorhaben nur gewinnen. Viel Spaß dabei!

Kräuter
- ✓ Basilikum stärkt den Magen und beruhigt.
- ✓ Bohnenkraut tötet Bakterien und reinigt die Haut.
- ✓ Borretsch macht fröhlich und schön.
- ✓ Brennnesseln reinigen das Blut.
- ✓ Brunnenkresse fördert die Verdauung und stärkt das Immunsystem (sehr reich an Vitamin C!)
- ✓ Dill reinigt den Körper und verbessert die Einschlaf-Bereitschaft.
- ✓ Estragon entwässert und wirkt gegen schlechte Gedanken
- ✓ Kerbel macht fit und aktiv
- ✓ Majoran und Oregano stärken die Nerven.
- ✓ Petersilie aktiviert den Stoffwechsel.
- ✓ Salbei fördert die Fettverdauung.
- ✓ Schnittlauch entwässert.

✓ Thymian kräftigt den Darm, stärkt das Herz, löst Krämpfe.

Gewürze

✓ **Chili** unterstützt Kreislauf und Verdauung, kurbelt die Fettverbrennung an – und macht glücklich, weil er Endorphine, die körpereigenen Moleküle guter Gefühle, lockt.

✓ **Fenchel** beruhigt den Magen, verhindert widrige Winde. Er sorgt für guten Schlaf und hilft bei Neurodermitis. Ein Fenchelaufguss lindert Husten.

✓ **Ingwer:** Die asiatische Wurzel lindert Seekrankheit und Kater, verbessert die Durchblutung, kräftigt das Herz und heilt Entzündungen. Ingwer hilft Magen und Darm bei der Arbeit und wirkt zugleich beruhigend.

✓ **Kardamom:** Die getrockneten Samenkapseln fördern die Verdauung und treiben Blähungen aus dem Körper.

✓ **Knoblauch** tötet Pilze und Bakterien ab, schützt vor Infektionen, vor allem des Magens und Darms. Stärkt die Atemwege, senkt zu hohen Blutdruck und verbessert die Durchblutung des Herzens. Knoblauch senkt einen zu hohen Cholesterinspiegel und schützt vor Arterienverkalkung.

✓ **Koriander:** Die Samen helfen beim Verdauen und regen die Enzymproduktion an.

✓ **Kreuzkümmel** wirkt beruhigend auf Magen und Darm.

- ✓ **Kurkuma:** Die ingwerähnliche Wurzelknolle wirkt antibiotisch, hemmt Bakterien im Wachstum und lockt Gallensäfte. Außerdem ist das enthaltende Kurkumin entzündungshemmend.
- ✓ **Muskatnuss** hilft bei Völlegefühl und Blähungen. Lässt Sie besser schlafen und beruhigt. Es enthält einen Morphium ähnlichen Stoff, der für Glücksgefühle sorgt.
- ✓ **Nelke:** Das Weihnachtsgewürz ist ein natürliches Schmerzmittel, lindert vor allem Zahnschmerzen.
- ✓ **Paprika** hilft, fette Speisen zu verdauen.
- ✓ **Pfeffer** wirkt appetitanregend und macht schwere Speisen **leichter** verdaulich.
- ✓ **Piment:** Die getrockneten Beerenfrüchte stärken den Magen, fördern die Verdauung und machen Speisen bekömmlicher.

Merke: Alle Weihnachtsgewürze sind für Schwangere nicht geeignet, da sie wehenfördernd wirken können.

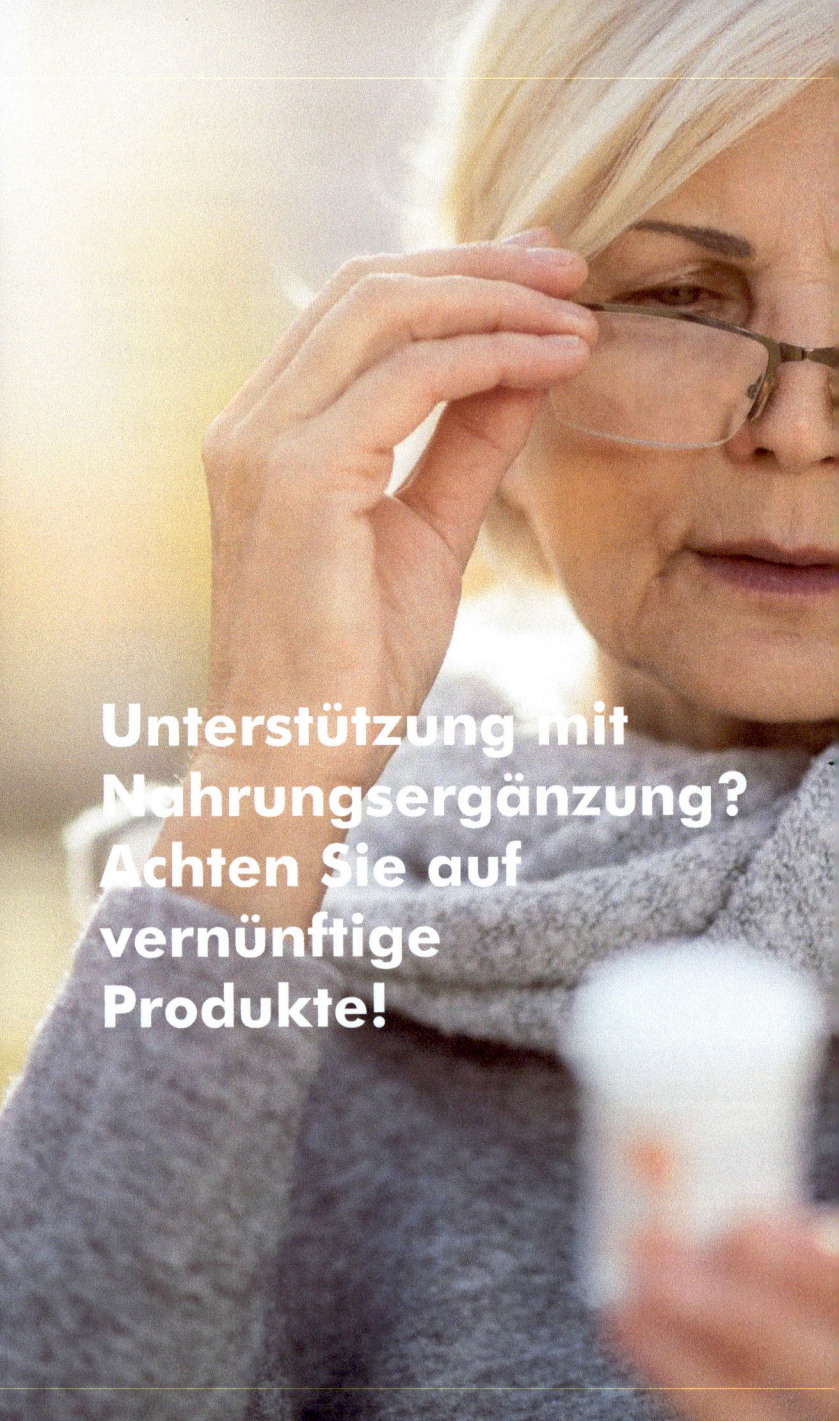

Unterstützung mit Nahrungsergänzung? Achten Sie auf vernünftige Produkte!

Unterstützung mit Nahrungsergänzung? Achten Sie auf vernünftige Produkte!

Über den Einsatz von Nahrungsergänzungsmitteln zur Unterstützung von Diäten wird bekanntlich häufig und sehr kontrovers diskutiert.

Zuerst einmal: Verwenden Sie nur natürliche Produkte und möglichst keine Arzneimittel zur Unterstützung. Natürlich gibt es auch hochwirksame Arzneimittel, die beim Abnehmen hilfreich sein können. Aber: Die sind nur für Personen geeignet, die durch ihr Übergewicht schwere gesundheitliche Schäden erlitten haben. Solche Arzneimittel gehören in die Hand des Arztes. Denn sie greifen tief in die Stoffwechsel-Vorgänge ein und können schwerwiegende Nebenwirkungen mit sich bringen.

Aber: Es gibt eine Reihe von natürlichen Stoffen und Nahrungsergänzungen, die uns sehr wohl dabei helfen können, unsere Ziele mit weniger Mühe und Problemen zu erreichen. Sie erleichtern uns die Umsetzung einer Ernährungsumstellung und machen einen Erfolg wahrscheinlicher. Deshalb werden sie – wenn sie qualitativ hochwertig sind und vernünftig eingesetzt werden – von Ernährungswissenschaftlern und Medizinern absolut positiv bewertet.

Des Weiteren können Nahrungsergänzungs-Mittel dabei helfen, während der Diät, aber vor allem während des

Alltags, Ernährungssünden ohne Probleme wieder auszubügeln.

Deshalb finden Sie hier eine Reihe von Stoffen, die — natürlich und vernünftig - dabei helfen,

- abnehmen und Entschlacken zu erleichtern
- Gesundheit zu erhalten
- den Teufelskreis der Hormone zu durchbrechen
- den Alltag praktikabel zu gestalten (also auch mal zu sündigen)
- Fettmasse nachhaltig ab- und Muskelmasse nachhaltig aufzubauen

Dazu gehören u.a.:
- L-Carnitin
- Cholin & Inositol
- Zimt
- Guarkernmehl
- Pflanzliche Proteinpulver (z.B. Erbse, Kürbis, Sonnenblume)
- Omega-3 Fettsäuren

... und viele mehr!

Anhang

Listen für die Bewertung von Nährstoffen (Kohlenhydrate, Fette, Eiweiß)

Kohlenhydrate
Glyx-Werte verschiedener Lebensmittel – alphabetisch angeordnet

Glyx niedrig
Apfel
Apfelsaftschorle (1:3)
Aprikosen
Beeren
Birnen
Bitterschokolade (70% Kakao)
Brauner Reis
Buchweizen
Buttermilch
Dickmilch
Frischkornbrei
Fruchtzucker (Fruktose)
Gerstengraupen
Getreidekörner geschrotet
Glasnudeln
Grapefruit
Grapefruitsaft
Haferflocken (Vollkorn)

Haferkleiebrot
Haferkleiekekse und ungezuckertes Hafergebäck
Joghurt
Karotten roh
Käse (alle)
Kefir
Kleieflocken
Kirschen
Kiwis
Knäckebrot, ballaststoffreich
Laktose (Milchzucker)
Mehrkornvollkornbrot
Milch
Milchprodukte alle (ungesüßt!)
Nudeln aus Hartweizen
Orangen
Orangensaft
Parboiled Reis
Pellkartoffeln (festkochend, neu)
Pfirsiche
Pflaumen
Pumpernickel
Quark
Roggenvollkornbrot
Roggenbrot Sauerteig
Senf scharf
Sesamsaat
Süßkartoffeln
Tomaten, Tomatensaft

Trinkschokolade (ungesüßt!)
Trockenerbsen
Vollkornbrot
Vollkornmüsli ohne Zucker
Vollkornspaghetti
Wein trocken
Weiße Bohnen
Weizenkeime
Wildreis

Glyx mittel
Ananas
Ananassaft
Apfelsaft
Aprikosen in Dosen
Bananen normal
Basmatireis
Birnen aus der Dose
Buchweizen
Chapati (indisches Fladenbrot)
Erbsen aus der Dose
Essig-Gurken (mit Zucker!)
Fruchtjoghurt fettarm
Fruchtsaft (ungesüßt)
Gemüsemais
Gnocchi
Gries weiß
Haferflocken (Weiche)
Honig

Honigmelone
Ketchup
Kiwi
Kondensmilch (mit Zucker)
Mango
Mischbrot
Müsliriegel
Nudeln aus Hartweizengrieß weich gekocht
Papaya
Pellkartoffeln (mittel)
Pfirsich aus der Dose
Pitabrot
Pizza mit Käse und Tomaten
Pizzabrot
Reis weiß, Langkorn
Rosinen
Rote Beete
Sandgebäck
Senf süß (Zucker)
Taco (mex. Knabberei)
Trauben
Vollkornknäckebrot
Zuckermais
Zucker (Sacharose)

Glyx hoch

Backkartoffeln
Baguette
Banane reif
Bier
Biskuits
Bratkartoffeln
Brezel
Brötchen
Butterkeks
Cola
Cornflakes etc.
Croissant
Datteln getrocknet
Donuts
Eiscreme
Fertiggerichte
Fertigsaucen
Fruchtgummi
Fruchtnektar
Fruchtsaftgetränk
Gebäck
Graham Cracker
Hamburger Brötchen
Hirse
Karotten gekocht
Kartoffelchips
Kartoffelpüree
Kartoffelstärke

Kekse

Knäckebrot (weich)

Konfitüre

Kürbis

Limonade

Mais-Chips

Mais-Stärke

Maltodextrin

Maltose

Müsli mit Zuckerzusatz

Pommes frites

Puffreis

Reis (Instant)

Reis (weiß – Rundkorn)

Roggenbrot

Salzkartoffeln

Saubohnen gekocht

Schokolade

Schoko-Riegel

Softdrinks

Sportlergetränke

Traubenzucker

Waffeln

Weißbrot

Fett-Anteil in Lebensmitteln – Gute Fette, schlechte Fette; Bewertung in 3 Gruppen

Geringe Fettgehalt / -Qualität

Anmerkung: Einige der unter geringem Fettanteil aufgeführten Lebensmittel haben zwar einen relativ hohen Fett-Gehalt. Sie enthalten aber Fit-Fette und gehören deshalb aufgrund ihrer Qualität zu den guten Fetten. Bei der hier aufgelisteten Bewertung spielt also neben dem reinen Fettgehalt auch die Frage von gutem und schlechtem Fett eine entscheidende Rolle!

Lebensmittel	% Fettgehalt
Austern	1,2
Avocado	23,5
Bismarckhering	16
Brathering	15
Bündner Fleisch	9
Buttermilch	0,5
Corned Beef	6
Edamer 30%	16
Erdnüsse (ungesalzen)	49
Feta 40%	16
Flussbarsch	0,8
Forelle	3
Garnelen	1,4
Geflügelwurst	5
Harzer	0,7
Haselnüsse	61

Haselnussöl	99,5
Hähnchenbrust ohne Haut	1,5
Hecht	0,9
Hummer	1,9
Joghurt 3,5%	3,5
Kabeljau	unter 1
Kalbsschnitzel	2
Kondensmilch 10%	11
Körniger Frischkäse	2,9
Kürbiskernöl	99,5
Lachs	14
Leinöl	99,5
Makrele geräuchert	16
Miesmuscheln	1,3
Mozzarella	16
Olive grün	13
Olive schwarz	36
Olivenöl	99,5
Putenbrust	1
Putenbrust geräuchert	3
Rapsöl	99,5
Rehrücken	4
Rentierschinken	3
Rinderfilet	4
Rinderleber	2
Rotbarsch	4
Saure Sahne	10
Scampi	1,4

Schichtkäse 10%	2
Schinken, geräuchert, ohne Fett	3
Schweinefilet	2
Schweineschnitzel, mager	2
Sesamöl	99,5
Sojamilch	2
Sojapaste (vegetabile Pasteten)	20
Speisequark mager	0,3
Thunfisch in Öl	21
Tilsiter 30%	16
Tofu	5
Walnüsse	62

Mittlere Fettgehalt / -Qualität

Anmerkung: Hier wiederum finden Sie einige Lebensmittel, deren Fettgehalt gar nicht so sehr hoch ist, die allerdings ausschließlich Fett-Fette enthalten

Lebensmittel	% Fettgehalt
Aal	24
Bierschinken	11
Bitterschokolade	30
Butter	83
Distelöl	99,5
Ente ohne Haut	17
Hühnerei	10
Lammkeule	18
Magnum-Eis, 1 Stück	20

Maiskeimöl	99,5
Margarine	80
Mayonnaise selbst gemacht m. Olivenöl	78,9
Parmesan 32%	25
Rinderhack	14
Schinken gekocht	13
Schmand	24
Sojaöl	99,5
Sonnenblumenöl	99,5
Vollmilchschokolade m.Haselnüssen	36
Weizenkeimöl	99,5
Ziegenkäse 45%	21

Schlechte Fettgehalt / -Qualität

Anmerkung: Hier wiederum finden Sie einige Lebensmittel, deren Fettgehalt gar nicht so sehr hoch ist, die allerdings ausschließlich Fett-Fette enthalten

Lebensmittel	% Fettgehalt
Appenzeller Käse 50%	31
Bavaria Blue 70%	40
Blätterteig	25
Bratwurst	29
Butterschmalz	99,5
Cambozola 70%	40
Camembert 60%	33

Creme fraiche	40
Doppelrahmfrischkäse	28
Emmentaler 45%	30
Erdnussflips	28
Fleischkäse	28
Gans	31
Gruyere 45%	32,3
Halbfettmargarine	40
Kartoffelchips	39,4
Lammkotelett	32
Leberwurst, grob	29
Leberwurst, mager	21
Mascarpone	47,5
Marzipan	25
Mettwurst	37
Münchner Weißwurst	27
Nougat	25
Nutella	30
Pommes frites	14,5
Sahnetorte	25
Salami	33
Schlagsahne	31,7
Schweinebauch	21
Schweineschmalz	99,5
Speck, durchwachsen	65
Suppenhuhn	20

Eiweiß-Anteil von Lebensmitteln und seine Bewertung

Infos zum PDCAAS finden Sie im Buch unter dem Thema Eiweiß

Lebensmittel*	Eiweiß-Gehalt in %	PDCAAS
Molke	11,6	100
Eiweiß	12,0	100
Milch	3,3	100
Huhn	19,9	100
Sojamehl, entölt	40,8	100
Pute	20,2	97
Fisch	18,0	96
Rindfleisch	21,0	92
Schweinelende	21,5	87
Erbsen	6,5	70
Kidney Bohnen	6,9	68
Roggen	8,8	68
Reis	7,2	66
Kartoffeln	2,0	62
Vollkorn-Weizen	10,6	54
Linsen	23,5	52
Mais	8,0	51
Erdnüsse	25,3	25

*Die in den Tabellen aufgeführten Werte sollen Ihnen einen Überblick und Anhaltspunkte für die Auswahl von Lebensmitteln geben. Wie ich bereits erwähnt habe, halte ich nichts vom „Zählen". Wer genauere Zahlen und Werte haben möchte, möge sich aus der Vielzahl der diesbezüglich erschienen Buch-Titel etwas Passendes aussuchen!

Arbeitsbogen - Ihre persönliche Diät-Planung

Füllen Sie diesen Fragebogen komplett für sich aus und nützen Sie ihn für die sichere Überwindung des eigenen Schweinehunds. Wenn Sie die Ernährungsumstellung zusammen mit Familienmitgliedern oder Freunden oder Freundinnen machen möchten, kopieren Sie den Fragebogen vor dem Ausfüllen. Dann kann jeder seinen eigenen Planungsbogen ausfüllen (das Kopieren ist allerdings nur zu diesem Zweck erlaubt!).

Warum möchten Sie abnehmen (Vorbild, Freundinnen, Urlaub, ‚Ich kann mich selbst nicht mehr sehen'...)?

_____

_____

_____

_____

_____

_____

Was hat Sie bisher daran gehindert, abzunehmen?

_____

_____

_____

_____

_____

_____

Wie können Sie diese Hindernisse umgehen?

_____

_____

_____

_____

_____

_____

_____

Immer, wenn man ‚zu kippen' droht, braucht man ein Motto, das einen wieder abfängt. Ihr Motto sollten Sie aus Ihrem oben definierten Ziel ableiten. Fassen Sie Ihr Motto in einen kurzen Satz oder ein Schlagwort.
Also zum Beispiel:
„Ich werde es Euch schon zeigen!"
„Ihr werdet Augen machen!"
„Fit, schlank, straff <u>und</u> gut gelaunt!"

Verbinden Sie Ihr Motto evtl. mit dem von Ihnen gewählten Motivations-Lied (siehe unten)! Ihr persönliches Motto soll lauten:

_____

_____

_____

_____

_____

_____

_____

Damit Sie Ihr Motto möglichst oft vor sich haben, können Sie es

- Auf Zettel kopieren und an allen möglichen Stellen aufhängen, z.B. Küche, Schlafzimmer, Bad, Büro etc.
- Sie können sich ein Glas oder einen Becher damit bedrucken lassen
- Oder ein Kopfkissen, T-Shirt (Trainings-T-Shirt) o.ä.

Suchen Sie sich ein paar Lieder oder Musikstücke aus, die Sie besonders mögen. Einige zum Aufbauen oder Aktivieren, einige zum Entspannen. Hören Sie Ihre Musik je nach Stimmungslage. Musik bewirkt unglaublich viel. Sie kann einen immer wieder vor einem Rückfall schützen. Welche Musik-Titel können Ihnen helfen?

_____

_____

_____

_____

_____

_____

_____

Erstellen Sie eine Liste der Lebensmittel, die Sie am liebsten essen (evtl. mit Hilfe der Glyx- und Fett-Tabellen). Sortieren Sie diese nach guten und schlechten Lebensmitteln:

Glyx, Fett, Eiweiß - gut:

_____
_____
_____
_____
_____
_____
_____

Glyx, Fett, Eiweiß - mittel:

_____
_____
_____
_____
_____
_____
_____

Glyx, Fett, Eiweiß - schlecht:

_____
_____
_____
_____

_____

_____

_____

**Analysieren Sie Ihren Alltag und Ihre Ernährungsge-
wohnheiten. Wo liegen die Fallen?** Erarbeiten Sie Wege,
wie Sie diese Fallen umgehen können (z.B. Wir essen
immer abends, ich esse immer in der Kantine...)

_____

_____

_____

_____

_____

_____

_____

_____

**Planen Sie Ihre Ernährung für jede einzelne Woche –
alle Gerichte für 7 Tage. Wenn Sie nicht nur für sich,
sondern auch für Familie, Lebensgefährten o.ä. mitko-
chen, gibt es 2 Möglichkeiten.**

Falls die „Bekochten" ebenfalls auf eine vernünftige
Ernährung umstellen sollen oder wollen, planen Sie für
alle und beziehen die Lieblingsgerichte von allen Betroffenen mit ein. Falls die „Bekochten" nicht teilhaben
sollen oder wollen (z.B. kleine Kinder), dann versuchen

Sie, Teile Ihrer Ernährung in die Gesamtplanung einzubauen. Also: Es gibt z.B. Fisch mit Kartoffeln und Gemüse. Dann könnten Sie nur Fisch mit Gemüse essen (Soßen weglassen!) o.ä.

Planen Sie alle Mahlzeiten, ggf. Getränke für den ganzen Tag auch Zwischenmahlzeiten:

Tag 1

_____

_____

_____

_____

_____

_____

_____

Tag 2

_____

_____

_____

_____

_____

_____

_____

Tag 3

_____
_____
_____
_____
_____
_____
_____

Tag 4

_____
_____
_____
_____
_____
_____
_____

Tag 5

_____
_____
_____
_____
_____
_____
_____

Tag 6

_____

_____

_____

_____

_____

_____

_____

Tag 7

_____

_____

_____

_____

_____

_____

_____

Und nun wissen Sie auch, was Sie für diese Woche einkaufen müssen. Das ist ganz wichtig, denn wenn statt
der richtigen Lebensmittel, nur die falschen im Schrank
stehen, wird's schwierig! Sie sollten sich vor Beginn der
Ernährungsumstellung von allem trennen, was nicht auf
Ihren Plan gehört: Fertiglebensmittel und –soßen etc.
Was für den Rest der Familie im Schrank bleiben soll,
am besten auf einen separaten Platz.

Ihre Einkaufsliste für die Woche:

_____

_____

_____

_____

_____

_____

_____

_____

_____

_____

_____

_____

_____

Denken Sie ans Trinken. Suchen Sie sich eine Wassersorte aus, die Sie mögen. Sorgen Sie dafür, dass ausreichend Zitronen im Haus sind und pressen Sie immer schon mal für einen Tag im Voraus!

Und wie sieht's mit Sport aus? Haben Sie sich schon überlegt, was es sein soll? Melden Sie sich rechtzeitig an, machen Sie Termine mit Mitstreitern aus und planen Sie Ihre Woche fest ein. Berücksichtigen Sie dabei unbedingt Ihre Termine, Familie etc. Es ist gefährlich, wenn man sich wegen anderer Termine nicht an den Plan halten kann.

Sport/Bewegung – was mache ich, wer macht mit:

_____

_____

_____

_____

_____

_____

_____

Falls Sie in dieser Woche Freizeit haben, sollten Sie diese verplanen. Ungeplant zu Hause rumsitzen ist gefährlich. Am besten sind Aktivitäten, sonst vielleicht Kino, Theater, stricken! Am besten sollten Sie eine Tätigkeit auswählen, bei der Sie nicht die Hände frei haben – das verführt zum Naschen. Und auch nichts, was üblicherweise mit Kuchen essen oder Bier trinken verbunden wird! Solche Gewohnheiten verführen!
Freizeit-Planung für diese Woche – auch Wochenende:

_____

_____

_____

_____

_____

_____

_____

Gönnen Sie sich besondere Körperpflege. Dazu gehören neben den Behandlungen Ihrer Kosmetikerin vielleicht ein Friseur-Besuch, gehen Sie in die Sauna, nehmen Sie ein ausgiebiges Bad (z.B. Entschlackungs-Bad). Gönnen Sie sich eine abendliche Maske oder eine besondere Pflege für Gesicht und Körper. Besonders am Wochen-ende ist hierfür meist schon mal Zeit.

Wellness-/Pflege-Planung für die Woche:

_____

_____

_____

_____

_____

_____

Hier noch einmal die wichtigsten Tipps auf einen Blick

- Verzichten Sie komplett auf Fertiggerichte o.ä.
- Essen Sie möglichst viel Fisch.
- Vergessen Sie das Kalorien zählen.
- Essen Sie nur, bis Sie satt sind
- Essen Sie nur, wenn Sie Hunger haben. Nicht wenn Sie Lust verspüren.
- Trinken Sie vor dem Essen ein Glas Wasser.
- Gute Fette zur Vorspeise wirken Wunder – das nimmt den Hunger.
- Achten Sie auf die richtige Verteilung zwischen Kohlenhydraten/Eiweiß und guten Fetten (siehe entsprechender Absatz)
- Mischen Sie möglichst Fit-Fette und Eiweiß mit guten Kohlenhydraten
- Trinken Sie möglichst stündlich ein Glas Wasser – am besten mit Zitrone
- Verzichten Sie während der Diät möglichst ganz auf Alkohol (notfalls ist ein Glas trockener Weiß- oder Rotwein zum Essen erlaubt).
- Möglichst keine Zwischenmahlzeiten. Wenn, dann z.B. Nüsse, Oliven, Quark, Joghurt, Gemüse. Früchte (heimische) sind nur die 2-beste Alternative
- Essen Sie nach 18.00 Uhr möglichst keine Kohlenhydrate mehr, auf keinen Fall aber Kohlenhydrate mit mittlerem oder hohem Glyx-Wert. Dadurch sinkt der Insulin-Spiegel während der Nacht stark ab. Glukagon (das Fasten- und Fatburner-Hormon) kommt während der Nacht voll zum Tragen.

- Essen Sie vor dem Essen möglichst Salat mit Olivenöl, das macht satt und versorgt mit wichtigen Mikronährstoffen
- Verwenden Sie möglichst hochwertige Lebensmittel.
- Verzichten Sie möglichst ganz auf Zucker! Süßstoff ist in geringen Mengen erlaubt (z.B. im Kaffee)
- Achten Sie auf die Zutatenliste und vermeiden Sie versteckte Zucker oder Süßstoffe.
- Verzichten Sie unbedingt auf alle Soft-Getränke, wie Limo, Cola etc. Wenn überhaupt greifen Sie auf Light-Getränke ohne Zucker zurück!
- Gegen Kaffee ist **in Maßen** nichts einzuwenden. Das Koffein kurbelt die Verbrennung an. Aber bitte beachten Sie: Pro Tasse Kaffee mindestens 1 Glas Wasser trinken. Und Kaffee gilt im ernährungsmedizinischen Sinne nicht als Getränk!
- Denken Sie an Ihre Bewegung!

Und noch ein Wort zum Schluss

So, nun hoffe ich, dass Ihnen das Lesen Spaß gemacht hat und Sie auch das Eine oder Andere erfahren haben, das Ihnen die Entscheidung leichter macht, was Sie gerade heute mal essen wollen.

Mir auf jeden Fall hat es viel Spaß gemacht, Ihnen die Geschichte von Göttergatten, alten Sitten und fetten Schweinen zu erzählen. Und die Inhalte einfach und dennoch verständlich aufzubereiten, die einerseits so trocken und andererseits so interessant und wichtig sind.

Ich wünsche Ihnen frohes und gutes Gelingen — und allzeit ein Lächeln auf den Lippen, auch wenn's manchmal so schwierig erscheint.

Vielen Dank für Ihre Zeit und Ihr Interesse.